慕课·医古文

主 编 李具双

全国百佳图书出版单位
中国中医药出版社
·北京·

图书在版编目（CIP）数据

慕课·医古文 / 李具双主编 .—北京：中国中医药出版社，2021.9

ISBN 978-7-5132-7085-4

Ⅰ.①慕…　Ⅱ.①李…　Ⅲ.①医古文－中医学院－教学参考资料　Ⅳ.① R2

中国版本图书馆 CIP 数据核字（2021）第 145831 号

中国中医药出版社出版

北京经济技术开发区科创十三街 31 号院二区 8 号楼

邮政编码　100176

传真　010-64405721

廊坊市祥丰印刷有限公司印刷

各地新华书店经销

开本 710×1000　1/16　印张 11.5　字数 179 千字

2021 年 9 月第 1 版　2021 年 9 月第 1 次印刷

书号　ISBN 978-7-5132-7085-4

定价　48.00 元

网址　www.cptcm.com

服 务 热 线　010-64405720

购 书 热 线　010-89535836

维 权 打 假　010-64405753

微信服务号　zgzyycbs

微商城网址　https：//kdt.im/LldUGr

官 方 微 博　http：//e.weibo.com/cptcm

天猫旗舰店网址　https：//zgzyycbs.tmall.com

如有印装质量问题请与本社出版部联系（010-64405510）

《慕课·医古文》

编委会

主　编　李具双

副主编　李淑燕　赵东丽

编　委　李具双　李淑燕　赵东丽

　　　　姜乃菡　邱云飞　刘亚丽

前言

当前，高等教育教学改革正深入地进行。党中央全面总结了十八大以来我国教育改革发展实践中形成的新理念、新思想、新观点，并围绕立德树人这一教育根本任务，加快推进教育现代化的战略部署。其核心主要体现在以下几个方面：一是明确提出培养什么人、怎样培养人、为谁培养人是教育的根本问题。医学教育的目标是培养德才兼备的医学生，医学专业教学不仅要传授医学知识，还应发挥育人作用，使医学生获得专业知识的同时人文素质得到提升，以期培养出真正符合岗位需求、能够较好地融入社会的合格医学人才。二是依托现代信息技术营造信息化教学环境，促进教学理念、教学模式和教学内容改革，拓展教学时空，增强教学吸引力，激发学习者的学习积极性和自主性，扩大优质教育资源受益面。在教学方法上，改变传统的以老师为中心、以课堂讲授为主导、以知识传授为目的教学方式，在传授知识的同时注重能力创新与人文素质培养。三是以大规模在线课程（慕课）为突破口，打造一批具有高阶性、创新性和挑战度的大学"金课"，培养创新型、复合型、应用型的人才。

医古文是高等中医药院校医药专业的基础课，是阅读中医典籍的工具课。清代学者戴东原在《与是仲明论学书》中指出："经之至者道也，所以明道者其词也，所以成词者字也。由字以通其词，由词以通其道。"我们学习经典是学习其中的道理，而用来记录经典理论的是词，由词构成句子，最后形成现在我们能看到的经典著作。要通晓经典，首先由字以通词，由词到句子，由句子到段落，进而通晓经典所载之道。医古文教学以字词为主就是遵循这一语言规律，但是明白了字词不一定能明白句子，明白了句义不一定能明白段落的含义，所以古人又有阐释句子、段落之义的章句之学。传统的以讲授字词为主的教学模式，在当前高等中医药院校医古文教学课时大幅压缩的情况下，已很难适应教学实际。

在河南中医药大学教务部门的推动下，医古文教学较早进行了以信息技术为依托的改革。经过集体研究讨论医古文教学大纲与教学目标，我们认为，传统的以讲解字词为主要内容、以学生掌握一定词汇量及古代汉语基础知识为教学目标、以期末试卷终结性考核确定学生成绩的教学方式已经不能适应当前的需要，为此我们对医古文教学进行了全方位的改革探索。首先，对医古文教学目标的再思考。高等中医药院校医古文教学有别于综合大学研究、学习古代语言的古代汉语，中医药院校除了培养中医药专业的学生具有一定的阅读中医古籍的能力之外，还要注重传播中医药文化，培养学生的传统思维方法，提高学生的人文素质。其次，根据古代语言课的教学规律，我们把教学内容分为字词讲解和文意理解两部分，采用线上线下混合式教学方法。重点字词翻转到线下课堂讲授，阅读理解相关的古代文化知识、课文的重点难点、文章的逻辑层次等文意理解方面的内容，以知识点的形式拍摄成通俗易懂的微视频，上传到中国大学慕课平台，先于课堂教学分批次发布。学生可以通过电脑、手机等方式随时学习、反复学习，学习中遇到的问题可以通过论坛与同学、老师讨论解决。翻转到课堂教学之后，老师主要围绕课文中的重点字词及线上教学反馈的问题进行拓展教学，引导学生利用各种资料、工具，解决语言文字问题，培养学生发现问题、解决问题的能力。第三，提高形成性成绩的占比，培养学生主动学习、探究式学习、互动式学习的能力，改变传统的一张试卷确定学生成绩的考核方法，大幅增加形成性考核成绩的比例，做到客观可追溯。线上学习成绩由主题帖讨论、单元测试、期末线上随机考试构成；线下形成性成绩由课堂随机测试、平时作业、小作文、考勤等构成，由教学软件自动计入成绩，每个学生都可以随时看到自己的形成性成绩。期末统一的试卷考试原则上占总成绩的30%，最高不超过40%。

本书是在爱课程（中国大学MOOC）平台河南中医药大学医古文慕课（https://www.icourse163.org/course/HACTCM-1205681804）的基础上编写而成，收录的文章为全国中医药行业高等教育"十三五"规划教材《医古文》的经典篇章。文章采用简体规范的通用汉字，适度保留了通假字与部分古字。文章的后面是"助读与拓展",是以知识点的形式对文章的重点、难点及逻辑层次进行文意分析,同时根据需要对有关知识进行拓展,以丰富相关的文化知识,提高学生的人文素质。该书可以作为高等中医药院校《医古文》的辅助读本,也可以作为中医药爱好者、中医学术继承人《医古文》考试的辅助教材与读物。

本书由李具双负责编写体例的确定与审定,李淑燕参与书稿的统筹与审定。秦医缓和、扁鹊传、仓公传、华佗传、丹溪翁传、东垣老人传、宝命全形论、百病始生、汗下吐三法该尽治病诠由李具双编写;《汉书·艺文志》序及方技略、《伤寒论杂病论》序、《黄帝内经素问注》序、《本草纲目》序由赵东丽编写;不失人情论、赠贾思诚序、医案四则由李淑燕编写;《类经》序由姜乃菡、李具双编写;与薛寿鱼书由姜乃菡编写;养生论由邱云飞、李具双编写;大医精诚由刘亚丽编写。

书稿编写过程中,参考了前人及同仁的教学研究成果,力求反映医古文教学改革的新貌。但限于编者的学识与能力,不足之处在所难免,敬请读者多提宝贵意见。

医古文教学改革得到了河南中医药大学教务处、基础医学院(仲景学院)有关领导的大力支持。本书的出版也得到校学科办重点学科建设项目的支持。本书责编韩燕女士对本书内容的完善与出版付出了大量辛劳,在此一并表示感谢!

《慕课·医古文》编委会

2021年4月

目录

第一单元　医家传记

一、秦医缓和

（成公十年）晋侯梦大厉，被发及地，搏膺而踊，曰："杀余孙，不义。余得请于帝矣！"坏大门及寝门而入。公惧，入于室。又坏户。公觉，召桑田巫。巫言如梦。公曰："何如？"曰："不食新矣。"

公疾病，求医于秦。秦伯使医缓为之。未至，公梦疾为二竖子，曰："彼良医也。惧伤我，焉逃之？"其一曰："居肓之上，膏之下，若我何？"医至，曰："疾不可为也。在肓之上，膏之下；攻之不可，达之不及，药不至焉，不可为也。"公曰："良医也！"厚为之礼而归之。

六月丙午，晋侯欲麦，使甸人献麦，馈人为之。召桑田巫，示而杀之。将食，张，如厕，陷而卒。小臣有晨梦负公以登天，及日中，负晋侯出诸厕，遂以为殉。

（昭公元年）晋侯求医于秦。秦伯使医和视之，曰："疾不可为也，是谓近女室，疾如蛊。非鬼非食，惑以丧志。良臣将死，天命不祐。"公曰："女不可近乎？"对曰："节之。先王之乐，所以节百事也，故有五节。迟速本末以相及，中声以降。五降之后，不容弹矣。于是有烦手淫声，慆堙心耳，乃忘平和，君子弗听也。物亦如之。至于烦，乃舍也已，无以生疾。君子之近琴瑟，以仪节也，非以慆心也。天有六气，降生五味，发为五色，征为五声。淫生六疾。六气曰阴、阳、风、雨、晦、明也。分为四时，序为五节，过则为灾：阴淫寒疾，阳淫热疾，风淫末疾，雨淫腹疾，晦淫惑疾，明淫心疾。女，阳物而晦时，淫则生内热惑蛊之疾。今君不节不时，能无及此乎？"

出，告赵孟。赵孟曰："谁当良臣？"对曰："主是谓矣。主相晋国，于今八年，晋国无乱，诸侯无阙，可谓良矣。和闻之，国之大臣，荣其宠禄，任其大节。有灾祸兴，而无改焉，必受其咎。今君至于淫以生疾，将不能图恤社稷，

1

祸孰大焉？主不能御，吾是以云也。"赵孟曰："何谓蛊？"对曰："淫溺惑乱之所生也。于文，皿虫为蛊。谷之飞亦为蛊。在《周易》，女惑男、风落山谓之蛊。皆同物也。"赵孟曰："良医也。"厚其礼而归之。

【助读与拓展】

1.晋侯梦大厉

阅读古籍最基本的障碍，一是古语不同于今语，二是古人的思想文化与今天有极大的不同。学习中医史中最早的有史料记载的医家——医缓与医和的传记，需要对课文中涉及的有关历史知识和文化背景有相应的了解。文章选自《左传》，该书是以年代为线索的编年体历史著作，为儒家经典之一，西汉初年叫《左氏春秋》，或称《春秋古文》。西汉末年古文经学家刘歆见到的则叫《春秋左氏传》，他认为《左传》是左丘明对《春秋》的注。传，注解的意思。《春秋》除了左丘明的注，流传下来的还有公羊高和谷梁赤的注，分别是《公羊传》《谷梁传》。在汉代，《春秋》与《左传》是各自单行的，晋代杜预在刘歆、贾逵等人解释的基础上把"经"与"传"按纪年合并到一起，成为一部书并加以系统解释，这就是《春秋经传集解》。《左传》的作者，司马迁和班固都认为是鲁国的史官左丘明。

文章选了两则故事，第一则发生于晋景公姬獳（前599—前581）时期。故事的大概是说，有一天晋景公做了一个噩梦，梦见一个厉鬼，披散的长头发直达地面，并一边击打胸部，一边跳跃着奔向景公。日有所思，夜有所梦，景公做这样的噩梦是因为做了亏心事，心里有鬼，所以晚上就梦见鬼了，而且这个鬼还有来历，就是大家熟知的赵氏孤儿的故事。故事有两个版本，据《左传》记载，当年跟随晋公子重耳逃难的赵衰逃到翟国，翟国国君把小女儿季隗许配给重耳，把大女儿叔隗许配给赵衰，叔隗生一子起名为"盾"，后来赵衰又娶了赵姬，生赵同、赵括、赵婴齐。晋景公的姐姐史称孟姬，从宫中下嫁给赵盾的儿子赵朔，生的孩子叫赵武，史称赵文子。赵朔早死，谥号为庄，所以孟姬又称赵庄姬。谥号是对死去的帝妃、诸侯、大臣以及其他地位很高的人，根据其生平事迹进行评定后给予或褒或贬或同情的称谓。庄是严肃、端重的意思，但是庄姬后来的行为则明显不符合她丈夫的谥号。赵朔死了之后，庄姬与小叔子赵婴齐私通。事情败露之后，赵婴齐被赵同、赵括两兄弟逐出了晋国。赵庄姬因此怀恨在心，在晋景公面前诬陷说赵同、赵括将要作乱。与此同时，与赵氏家族早有矛盾的栾氏、郤氏家族趁机出面为赵庄姬作证。于是，晋景公诛杀了赵同、赵括，并灭其族。赵武因跟着赵庄姬住在宫里而免除一死，这就是历史上的下宫之难。司马迁《史记》的情节是，晋景公三年（前597）大夫屠岸贾图谋作乱，决计消灭赵家势力。晋景公昏聩，让屠岸贾借口诛杀了赵朔、赵同、赵括、赵婴齐等，灭了赵氏全族。赵朔的妻子是晋景公的姐姐，当时怀有身孕，逃进王宫躲避。过了不久，生下一个男孩，这孩子就是历史上有名的赵氏孤儿赵武。据《史记·赵世家》记载，当时屠岸贾曾进宫搜索孤儿，庄姬把孩子藏进裤裆里，祝告说："老天要是让赵家灭亡，你就哭；如果不让赵家灭门，你就乖乖地别出声啊。"果然在搜寻的过程中，孤儿没有哭。后来，孤儿被赵朔的门客公孙杵臼与赵朔的朋友程婴辗转救出宫，长大后报了仇，被立为大夫。

晋景公梦见的厉鬼就是被冤杀的赵家先人，他们认为晋景公昏聩，滥杀无辜，特向晋景公报仇。厉鬼披头散发，蹦着对晋景公说："你杀了我的子孙，不符合道义。我在前代帝王那里已经得到允许报仇了！"于是就毁掉宫殿的大门和寝宫门进去了。晋景公很恐惧，躲进了内室，厉鬼又毁坏小门进去，这时候晋景公惊醒了，召见桑田这个地方的巫，询问梦的吉凶如何。桑田巫说的和晋景公做梦的情况一样，晋景公就急切地追问："这个梦预示什么？"桑田巫说："预示您吃不到新麦了。"言外之意，是晋景公活不到麦收。

2. 巫言如梦

晋景公在做噩梦的第一时间召见桑田巫，桑田巫说的与梦中情景一样，巫占梦为什么这么灵验？最后的结局怎样？在古代，巫对中国传统文化有非常大的影响。东汉许慎《说文解字》："巫，祝也。女能事无形以舞降神者也。"意思是，巫的工作主要是祷告。从事巫这项活动的多为女性，她们会舞蹈。"无形"即"舞形"，就是用舞蹈的形式让神降临人间，解决人世间的问题。古人迷信，大事小事都要经过巫占卜。甲骨文出土之后，人们发现刻在甲骨上的文字所记录的大都是占卜方面的内容，反映出殷商王朝非常信鬼神，能通鬼神的巫权力也很大。文字学家陈梦家先生在《商代的神话与巫术》一文中认为，"王者自己虽为政治领袖，同时仍为群巫之长""王兼为巫之所事，是王亦巫也"。意思是殷商时期，从国王到下面的史官，基本上都是巫。今人李零先生则认为，商周时期巫对占卜之事可能多有参与，但是卜与巫还是有区别的。卜主要是用火灼龟甲，根据龟甲的裂纹推测吉凶；巫主要以舞蹈的形式沟通鬼神。中国古代人事和神事分得比较清。礼仪宗教归"天官"管，如祝管祭祀，宗管一姓家族世代相传的系统，卜管占卜，史负责记国王及国家的大事，各有所主；土地人民归"地官"管，如司土、司寇等。巫在东周和秦汉时期主要与祝的关系最密切，是祝的助手。自从有了太卜、太史和掌管天文、历算、医药、养生之术的各种职官后，便有了擅长数术方技的方士。巫的地位变化很大，几乎完全被后者取代，所保留的只有祝诅、祝由，是层次最低的部分。他们常常被用作祭祀品，被人用水、火杀死；地位不仅在王之下，在祝、宗、卜、史之下，还被中国的士大夫所贱视，地位与工匠、商贾、倡优一类相近，是禁止做官的。古代的法律也多以巫术为旁门左道，统治者往往因其煽动蛊惑力比较大而深感恐惧，常常加以禁止或限定。司马迁《史记·滑稽列传》中记载，魏文侯时期西门豹为邺令，当地有为河伯娶媳妇的陋习，三老、廷掾与巫祝勾结，借此搜刮钱财，百姓深受其苦。西门豹略施小计，把巫婆、三老投入河中杀了，吓得长老、廷掾等在旁边看得心惊肉跳，邺县的官吏和老百姓也都非常惊恐，从此以后，不敢再提起为河伯娶媳妇的事了。司马迁是史官世家，在《史记》中非常蔑视巫，写《扁鹊仓公列传》的时候就把传说中有巫祝的内容都删掉了。《秦医缓和》中巫对晋景公的噩梦解析得很灵验，晋景公因内心恐惧而噩梦连连，故而巫能推知出晋景公的后事也是可以理解的。文章中交代了桑田巫的命运，也间接说明了巫的地位。文章指出，夏历的四月早麦已经成熟，晋景公想吃新麦，让管理郊田的官员献麦子，让厨师烹调。在吃新麦之前召来桑田巫，给他看看新麦之后便把他杀了，希望通过杀死巫而逃过活不到吃新麦的预言。可是，在他吃新麦之前突然肚子发胀欲泻，上厕所掉进茅坑淹死了。宫廷中有个小臣，早晨做梦自己背着晋景公升天，到了中午，让他从厕所里把晋景公背出来，然后把他作为殉葬品陪葬了。

3.医缓

在先秦时期，巫和祝与卜的关系比较密切，但是在早期，巫跟医也有着千丝万缕的联系，从繁体字医的写法有两种就可以看出端倪：一个是酉部的"醫"，一个是巫部的"毉"。酉和巫作为部首可以互换，说明在造字的时代二者的意义或者功能是相同的，因为在汉字体系中可以互换的部首意义都是相同的，比如稻糠的"糠"还可以写作禾木旁的"穅"。糠的偏旁从"米"也可以从"禾"，在古人看来，米、禾的意义是一样的。据李零先生的研究，早期酒的治疗作用并不是今天所说的杀菌消毒、活血化瘀，而是跟"巫"一样，用来沟通鬼神的。古人认为，酒具有沟通人神关系的灵性，古代的巫做法事的时候需要先喝酒，喝得晕晕乎乎的，跳着跳着就能见到鬼神了，所以繁体字中"医"可以是酉部也可以是巫部，没有区别意义的作用。

繁体字"醫"的部首可以是"酉"也可以是"巫"，反映出古代医生这一职业的由来及其特点。巫是巫祝、巫师的意思，是从事歌舞娱神或凭借某些器具、咒语以降神驱邪除灾的人。男的叫觋，女的叫巫，也可以通称作巫。远古时期医疗条件非常差，人们将疾病灾患都归咎于鬼神作祟，因此以巫为医是因为巫可以沟通神灵，让人满足鬼神的条件，以消灾祛疾，降福于人。《说文解字》解释说，巫是用舞蹈的形式让神仙下来帮助解除疾病。而巫的功能也是酒所具有的，因为都有降神之功。三国曹魏时期的张揖编纂的《广雅·释诂》中直接说"医，巫也"。清代学者王念孙解释道："医即巫也，巫与医皆所以除疾，故医字或从巫作毉。"此外，《世本》还说"巫彭初作医"。巫彭传说为黄帝的臣子。又说巫咸是中国古代五帝之一尧的臣子，凭借高超的方术，成为帝尧的御医。

不过这还是相对次要的方面，更能说明问题的是巫和早期的医在治病救人的时候，使用的手段都极其相似，这在医学发展的初期体现得尤为明显。胡厚宣先生广泛考查甲骨文材料后得出结论说：殷商时期，人们认为疾病的病因是天神降灾，或者是鬼怪作祟，所以唯一的治疗方法也只是希望天神赐予病愈，以及祈祷于先祖，让祖先保佑。换句话说，以殷商时期的医疗条件，人们治疗疾病的主要办法就是"祝由"。所谓"祝由"就是用祷告鬼神的方法为人治病。《素问·移精变气论》云："余闻古之治病，惟其移精变气，可祝由而已。"古人治病，只是调理人的气血关系，所以用祝由之术就可以治好。巫跟医虽然有着千丝万缕的联系，但专业的医和巫分道扬镳的历史比较早，司马迁在《史记·扁鹊仓公列传》中就明确指出，信巫不信医为六不治之一。在文章中，晋侯先后从秦国请医生，无论是医缓还是后来的医和，在为晋侯诊治疾病的过程中都没有了巫术的影子，说明在春秋后期到战国时期，秦国医学发达而且有专门的太医，诞生了医和、医缓这样的杰出医家，他们以医术治病，完全摆脱了巫的影响。

晋景公虽然杀了桑田巫，但是被厉鬼惊吓之后病一天比一天厉害，只能向秦国求医生，秦桓公派医缓为他诊治。为什么晋国国君生病要到秦国请医生呢？这是因为秦晋两国之间长期保持姻亲关系，并因此形成了掌故"秦晋之好"。这里的秦伯指秦桓公，公元前 603～公元前 577 年在位，"伯"是封爵。周代诸侯有公、侯、伯、子、男五等爵。大家可能会问，医缓姓甚名谁呀？缓是其名，但不知道他姓什么。先秦时期，贵族才有姓有名。比如周武王叫姬发，姓姬名发；姜子牙姓姜名尚，字子牙。他们都是贵族，有姓有名，可是身份卑微的人就只有名而没有姓了。称呼他们的方法主要是在名的前面加上职业，比如优孟是楚国的宫廷艺人，名孟，职业是倡优，即滑稽杂耍艺人。师旷即名叫旷的琴师。还比如弈秋，会下棋，名叫秋。这些人身份地位比较低下，没有姓只有名。古代医生的地位也不高，文中的这位医缓，他的职业是医，名缓，所以称他为医缓。

4.病入膏肓

晋景公被厉鬼惊吓醒了之后急忙问桑田巫自己做的噩梦预后怎么样，桑田巫告诉他吃不到新麦了。他的内心非常恐惧，疾病一天天地加重，于是就向秦国请求派医生。秦桓公派医缓为他诊治。医缓从位于西部的秦国前往晋国，还没有到晋国，晋景公又做了个梦。这次梦见自己的病变为两个调皮的小孩，他们之间还有对话。一个说："医缓是良医啊，我担心他会伤害我们，怎么逃避他呢？"另一个说："不用惊慌，我们已经躲到患者肓的上面、膏的下面，他又能对我们怎么样呢？"竖子，本来指调皮捣蛋的小孩，古文中有时候用作对人的蔑称。《史记·淮阴侯列传》记载，韩信不听蒯通谋反自立的计策而被杀，后来汉高祖抓住蒯通问他："是你让淮阴侯谋反吗？"蒯通说："对呀，但那个竖子不用我的计策，如果用了我的计策，陛下您怎么还能杀了他呢！"竖子，就是蒯通对韩信的蔑称，意思是这小子不能成大器。医缓到了晋国，经过一番诊断之后对晋景公说："您的病没法治疗，因为已经发展到人体最里面的部位，处于心脏膈膜的膏与肓，用灸法不行，用针刺的方法也不能到达那个地方，汤药也不行，所以，您的病无法治疗。"晋景公说："你是个良医啊，和我梦中梦到的一样。"于是给了他一份厚礼让他回秦国了。

这个故事后来演变为成语"病入膏肓"。故事透漏了以下几个信息：一是当时已经广泛运用灸法、针刺和汤药治疗疾病。二是对人体结构的认识已经很深入。膏、肓是古代中医所讲的心脏附近的组织，在当时的医疗条件下，疾病发展到这里，就是掌管生命的"神"也无能为力，所以病入膏肓就是病邪侵入人体的深层，疾病缠身，不可救药。从这里也可以看出，中国古人早在春秋时期就对人体的结构有了明确认识，中医经典著作《黄帝内经》，不仅对人体五脏六腑的位置、形态有细致的描述，甚至对骨骼的长度、经脉的走向及长度都有描述。那么，为什么中医学没有发展为以解剖和结构分析为基础的医学呢？中医跟西医的不同发展路径，既与当时科学技术发展的状况有关，也与中国人的思维特点有紧密联系。在当时的科学技术条件下，人体的解剖并不能促进中医学的显著进步。大家可以设想，在秦汉时期，无论人们对肾进行怎样的解剖，也不可能知道现代意义上肾的功能，因而古人抛弃对形体结构的解剖分析，转而通过对正常人显于外部的征象与病人显于外的异常征象进行对比，通过望、闻、问、切，收集显现于肌肤的各种异常症状，从征象判断病人的病因、病位，然后寻找合适的药物和治疗方法来解除这些异常征象，这就是中医诊治疾病的逻辑。从思维方法来看，中国人思维的特点是宏观把握事物的规律和特点。在中国人的思维方式下，人有病是因为外邪或者内邪破坏了人身体原有的阴阳平衡，通过显于外的征象找到患者的病因病位，然后用草木之类药物的偏性来纠正脏腑的偏胜偏衰，这样便可让身体恢复到正常的平衡状态，达到祛除疾病、延年益寿的目的。

5. 六气

晋景公昏聩而滥杀无辜被"厉鬼"报复，医缓诊后的结论是他已经病入膏肓，不可救治。

医和的故事发生在晋平公执政时期，平公好女色而荒于政事，不分白天晚上跟女人混在一起，搞得身体亏虚，精血不足，不能处理朝政，重病之下便向秦国请求医生。秦景公派了一个叫"和"的医生为他诊治。医和通过望、闻、问、切，对晋平公的疾病进行了全面诊断，出来后告诉大臣说："平公的疾病治不好，因为好女色而使身体极度亏虚，大脑昏昏沉沉，这就是所说的蛊。国君的病不是鬼神造成的，也不是饮食不当造成的，而是迷惑于女色，丧失了心志。"

医和指出晋平公的病因是"非鬼非食，惑以丧志"。在非常相信鬼神的春秋战国时期，人们得病首先想到的是鬼神作祟，所以鬼神的因素是致病的重要病因；其次是饮食不当造成的疾病。晋平公的病因既不是鬼神，也不是饮食不和，而是沉迷于女色，说明当时中医对病因的认识又深入了一步。关于致病的原因，中医经典著作《黄帝内经》概括为内因和外因。《素问·调经论》指出：疾病或者产生于阳，所谓阳就是指天阳六气，如春天的风温、夏天的暑热、长夏的雨湿、秋天的燥凉、冬天的严寒；或者生于阴，指人的饮食起居不当、喜怒哀乐等七情没有节制，当然还有色欲过度。

文章中讲到"天有六气""淫生六疾"也是讨论病因。"六气"具体指什么？为什么过了会产生疾病？在古代汉语中，"气"指各种现象，如《黄帝内经》中产生疾病的怒、喜、悲、恐、寒、热、忧、劳、思九种气，《素问·四气调神大论》中的春、夏、秋、冬四气等都是指现象。无论是物质的还是非物质的古人都看作现象。北宋哲学家张载在《正蒙·乾称》中指出："凡可状，皆有也；凡有，皆象也；凡象，皆气也。"即一切可以表述的都是有，都是存在；一切存在都叫象；一切象都是气。现代汉语中的"气象"一词，就是由气和象两个同义词构成的双音词。例如，今天人们高兴了叫喜气、发怒了叫怒气、不时髦叫土气、时髦叫洋气等等。这里讲到的"天有六气"是指自然界中存在的六种现象：阴、阳、风、雨、晦、明。具体地说是冬寒、暑热、刮风、下雨、夜晚、白天，是古人观察到的最明显的六种自然现象。古人认为，自然界有寒、暑、风、雨、昼、夜六种现象，六种现象和谐，不出现太过与不及这一类暴戾的天气就能依照时序生化万物。春风拂煦，万物开始生长；夏天阳热，万物苗壮茂盛；秋天天气燥凉，万物结出果实；冬天寒风凛冽，草木落叶归根。寒暑往来，阴阳交错，生生不息。六气暴戾，会出现草木焦枯、河川崩溢、洪水泛滥等自然灾害，人生天地之中，自然也会像万物一样，产生各种疾病。《左传》中的六气，后来在中医理论中进一步演变为风、热、暑、湿、燥、寒六种典型的气候特征，其功能是风温生、暑热长、湿化、燥收、寒藏。生、长、化、收、藏各守其时序，则万物生生不息，周而复始。六气如果太过或不及，就会产生各种灾害，对于人来说就会产生各种疾病。在天地阴阳中，古人认为天阳居于主导地位，没有天上的阳光雨露、寒暑冰霜，就没有大地的万物繁茂生长。"天有六气，降生五味"，降和生同义，都是产生的意思。所谓五味就是五行之味，人以五味养五脏。六气生万物，万物有五味，推而广之，有五色和五声。六气不能太过，太过则产生疾病，所以冬寒过度会产生冷疾，暑热过度会产生热病，风过度会产生四肢的疾病，雨湿过度会产生腹泻之类的疾病，暗夜过长会产生心神惑乱之类的疾病，白昼过度会产生心神劳倦之类的疾病。

自然现象过了就会造成灾祸，人养生效法自然，需要怎样做呢？就是不能太过。医和说晋平公的疾病不可治是因为好女色过度。平公装糊涂，问女人不能接近吗？医和说，能啊，但是要有节制，不能过度好色。他举了音乐的例子加以说明。他指出，前代圣王创造的音乐和谐动听，就是因为由和谐的节律组成，同时用这些和谐的音乐来节制各种事情。一首和谐的乐曲，有快有慢，有开头有结尾，前后相互连及。曲调和谐，五音下降之后就要停止弹奏，不能再狗尾续貂，搞一些烦乱的弹奏手法，这样就会出现淫邪之声，惑乱心志，忘记平和之音。有修养的君子，不要听那些淫乱之音。其他的事物都像音乐那样要有节度，到了烦乱的程度要舍弃，不然容易产生疾病。君子接近女色要符合礼仪，不能因为好色过度而产生心志惑乱。"女阳物而晦时"，唐代的孔颖达解释说，男人为阳，女人为阴。古代男娶女嫁，男主女从，所以说女人是男家之物，跟女人交合应该在夜晚。如果白天不工作，一天到晚跟女人厮混在一起就过度了，好色过度则损伤阴精。古人把精血和阳气以阴阳分类，精血为阴，性寒，阳气为阳，性热，气血阴阳和谐则无病。好色之人交接过度，精液频射，失精太过就破坏了气血阴阳的平衡，寒凉的精血虚少则阳热的阳气偏亢内犯，从而出现内热之疾，大脑缺精血滋养而昏聩不能做事。医和说，国君好女色没有节制，不分白天晚上都跟女人厮混，能不产生惑蛊之疾吗？

6. 蛊

晋平公有病请秦国的医和来诊治，医和望、闻、问、切之后做出了两个判断：一是平公的疾病不可治，为什么呢？他说得比较婉转，是接近女人的房间，意思是太好色。疾病像蛊那样顽固，在当时的条件下不可治。二是在晋国被称为良臣的人将要死亡，上天不再保佑他。

平公的疾病如"蛊"而不能治疗的原因，医和解释道，首先，从造字的角度看，器皿中有很多虫叫蛊。蛊字甲骨文像器皿中储存很多虫子，传统的说法是让器皿中毒虫互相咬斗，最后能存活下来的毒虫叫蛊，是最毒最厉害的。其次，古人容器里储藏的谷物会变成飞蛾，掀开谷仓盖之后乱飞让人困惑不解也叫蛊。在《周易》中，大龄女子迷惑小男孩，与之亲热也叫蛊。总之，非常恶毒，无法治疗，让人困惑难解，有违常理人伦之事，都叫蛊。

从蛊的构造来看，早期的意思可能是虫蛇为害。先秦时期，由于自然环境比较恶劣，自然界中有许多毒虫伤害人，虫蛇类伤人比较明显大家容易知道，有一些是肉眼看不到的，比如疬疫之邪引发的各种疾病，当时的人们还无法科学地解释这些现象，于是就用"蛊毒"通称。《神农本草经》中就有"鬼蛊""毒蛊""蛊气"等词，说明是一种外来的、怪异的致病邪毒。东汉许慎的《说文解字》将"蛊"解释为"腹中虫也"。清代段玉裁注解说："谓腹内中虫食之毒也。自外而入故曰中，自内而蚀故曰虫。""中"读第四声，段玉裁的意思是，蛊是指人腹部中了蛊毒，吸食人的精血而导致人瘦弱无力，腹部严重胀满膨大，这类病非常难治，因而后代有病名臌胀、鼓胀、蛊胀等。一般认为是感染寄生虫或者其他疾病，导致腹部膨胀如蛊，为极难治之疾。明代医家方隅编集的《医林绳墨·臌胀》指出："至若蛊胀之症，所受山岚瘴气，或虫蛇蛊毒之物，遂使大腹作胀，肚见青红之纹。皆由山岚蛊毒之气，因感入腹，聚而不散，结为腹满之症。"鼓胀的病因，一是山中的瘴气，一是虫蛇蛊毒等侵害人体，进入腹部，聚而不散，于是导致腹部胀满膨大。

晋平公好色而致身体亏虚，医和为什么说他的疾病像蛊呢？段玉裁解释说：蛊是因为饮食不洁之物，或者被不知为何物的疫疬之气侵害，如鬼物之害人。古人认为，疾病入腹之后食人精血，让人要么骨瘦如柴，要么腹胀如蛊，皆为不治之疾。而女色既不是饮食，也不是鬼物，如果被女色所迷惑而沉溺其中，则让人伤精耗神如鬼物等祸害人，所以说，晋平公好色以致不能处理国家大事，像蛊那样不可治疗。

7.过则为灾

我们从医缓、医和先后治疗晋国两位国君的故事中了解了古人关于病因的论述，以及春秋战国时期医缓、医和高超的医术。此外，古人对人体结构的认识也非常了不起，不仅在中医学发展史中，而且在世界医学史中也非常了不起。从中我们也可以认识到中医药文化源远流长，博大精深。现在，党和国家高度重视中医药文化，习近平总书记指出："中医药学凝聚着深邃的哲学智慧和中华民族几千年的健康养生理念及其实践经验，是中国古代科学的瑰宝，也是打开中华文明宝库的钥匙。"随着中华民族的伟大复兴，中国人民逐渐恢复了文化自信和道路自信，自上而下都非常重视传统文化的发掘与弘扬。

中医药文化根植于中国传统文化的沃土，是我国优秀传统文化的组成部分。但是哪些传统文化值得我们今天继承和发扬呢？《秦医缓和》中医和在回答晋平公的问题时指出：天地人事都有一定的规律准则，这些准则必须遵守，"过则为灾"。天地阴阳和谐，化生万物，失了节度就会产生各种疾病。晋平公好色无度，沉溺于其中而没有节制，最后导致阴精亏虚，阴虚而阳热内犯，产生内热蛊惑之疾，精力不济不能治理国家，所以医和的结论是，晋平公疾如蛊，不可以治疗。

我们为人做事，不可以超过节度，也就是要符合"中和"。可以说"中和"的思想是中国传统文化的基本精神，也是中华文化所特有的思维特点。儒家经典之一的《中庸》指出："中也者，天下之大本也；和也者，天下之达道也。致中和，天地位焉，万物育焉。"所谓"中"，就是符合节度，不偏不倚；"和"就是和谐。古人认为，居中不偏是天下万事万物的根本。和谐是天下最高明的道理。《淮南子》指出："天地之气，莫大于和，和者，阴阳调。"和则阴阳调，被中医理论所吸收，成为中医理论和养生健康的核心。《素问·生气通天论》曰："凡阴阳之要，阳密乃固。两者不和，若春无秋，若冬无夏。"人体最根本的阴阳是气血阴阳。营血行脉中周流全身，以长养身体；卫阳行脉外温煦肌肤，抵御病邪。二者和谐则身体无病。阴阳的关键是营血阴气精纯富含营养，阳气护卫于外抵御病邪，保护阴精不流失。如果这二者发生偏亢不和，就好像春天没有秋天，冬天没有夏天。

中医学把人体看成一个系统，这个系统内部平衡和谐的话，什么贼风邪气都不能侵犯。人得病是因为原有的阴阳平衡关系被内外病因破坏了，小的破坏往往能够自我修复，破坏严重的话则需要利用药物的偏性来纠正人体的偏性。基于这样的认识，在传统文化思维下，中医解决问题的方法是恢复身体原来的阴阳平衡关系，不是去杀死什么细菌、病毒，也不是随便把所谓坏了的组织器官割掉。通过学习古代优秀文化，明白了中华民族特有的认识问题和解决问题的方法，就能坚定我们的学习信心，增强我们的文化自信，就能更主动地学习中医药文化，掌握先人创造的理论和技术，为中国人民的健康事业做出自己的贡献。

二、扁鹊传

扁鹊者，勃海郡郑人也，姓秦氏，名越人。少时为人舍长。舍客长桑君过，扁鹊独奇之，常谨遇之。长桑君亦知扁鹊非常人也，出入十余年，乃呼扁鹊私坐，间与语曰："我有禁方，年老，欲传与公，公毋泄。"扁鹊曰："敬诺。"乃出其怀中药予扁鹊："饮是以上池之水，三十日当知物矣。"乃悉取其禁方书尽与扁鹊。忽然不见，殆非人也。扁鹊以其言饮药三十日，视见垣一方人。以此视病，尽见五脏症结，特以诊脉为名耳。为医或在齐，或在赵。在赵者名扁鹊。

当晋昭公时，诸大夫强而公族弱，赵简子为大夫，专国事。简子疾，五日不知人，大夫皆惧，于是召扁鹊。扁鹊入，视病，出，董安于问扁鹊，扁鹊曰："血脉治也，而何怪！昔秦穆公尝如此，七日而寤。今主君之病与之同，不出三日必间。"居二日半，简子寤。

其后扁鹊过虢。虢太子死，扁鹊至虢宫门下，问中庶子喜方者曰："太子何病，国中治穰过于众事？"中庶子曰："太子病血气不时，交错而不得泄，暴发于外，则为中害。精神不能止邪气，邪气蓄积而不得泄，是以阳缓而阴急，故暴蹶而死。"扁鹊曰："其死何如时？"曰："鸡鸣至今。"曰："收乎？"曰："未也，其死未能半日也。""言臣齐勃海秦越人也，家在于郑，未尝得望精光，侍谒于前也。闻太子不幸而死，臣能生之。"中庶子曰："先生得无诞之乎？何以言太子可生也？臣闻上古之时，医有俞跗，治病不以汤液醴洒、镵石挢引、案扤毒熨，一拨见病之应，因五藏之输，乃割皮解肌，诀脉结筋，搦髓脑，揲荒爪幕，湔浣肠胃，漱涤五藏，练精易形。先生之方能若是，则太子可生也；不能若是，而欲生之，曾不可以告咳婴之儿！"终日，扁鹊仰天叹曰："夫子之为方也，若以管窥天，以隙视文。越人之为方也，不待切脉、望色、听声、写形，言病之所在。闻病之阳，论得其阴；闻病之阴，论得其阳。病应见于大表，不出千里，决者至众，不可曲止也。子以吾言为不诚，试入诊太子，当闻其耳鸣而鼻张，循其两股，以至于阴，当尚温也。"中庶子闻扁鹊言，目眩然而不瞬，舌挢然而不下，乃以扁鹊言入报虢君。

虢君闻之大惊，出见扁鹊于中阙，曰："窃闻高义之日久矣，然未尝得拜谒于前也。先生过小国，幸而举之，偏国寡臣幸甚。有先生则活，无先生则弃捐填沟壑，长终而不得反。"言未卒，因嘘唏服臆，魂精泄横，流涕长潸，忽忽承睫，悲不能自止，容貌变更。扁鹊曰："若太子病，所谓尸厥者也。太子未死也。"扁鹊乃使弟子子阳厉针砥石，以取外三阳五会。有间，太子苏。乃使子豹为五分之熨，以八减之剂和煮之，以更熨两胁下。太子起坐。更适阴阳，但服汤二旬而复故。故天下尽以扁鹊为能生死人。扁鹊曰："越人非能生死人也，此自当生者，越人能使之起耳。"

扁鹊过齐，齐桓侯客之。入朝见，曰："君有疾在腠理，不治将深。"桓侯曰："寡人无疾。"扁鹊出，桓侯谓左右曰："医之好利也，欲以不疾者为功。"后五日，扁鹊复见，曰："君有疾在血脉，不治恐深。"桓侯曰："寡人无疾。"扁鹊出，桓侯不悦。后五日，扁鹊复见，曰："君有疾在肠胃间，不治将深。"桓侯不应。扁鹊出，桓侯不悦。后五日，扁鹊复见，望见桓侯而退走。桓侯使人问其故。扁鹊曰："疾之居腠理也，汤熨之所及也；在血脉，针石之所及也；其在肠胃，酒醪之所及也；其在骨髓，虽司命无奈之何。今在骨髓，臣是以无请也。"后五日，桓侯体病，使人召扁鹊，扁鹊已逃去。桓侯遂死。

使圣人预知微，能使良医得蚤从事，则疾可已，身可活也。人之所病，病疾多；而医之所病，病道少。故病有六不治：骄恣不论于理，一不治也；轻身重财，二不治也；衣食不能适，三不治也；阴阳并，藏气不定，四不治也；形羸不能服药，五不治也；信巫不信医，六不治也。有此一者，则重难治也。

扁鹊名闻天下。过邯郸，闻贵妇人，即为带下医；过洛阳，闻周人爱老人，即为耳目痹医；来入咸阳，闻秦人爱小儿，即为小儿医：随俗为变。秦太医令李醯自知伎不如扁鹊也，使人刺杀之。至今天下言脉者，由扁鹊也。

【助读与拓展】

1. 会飞的扁鹊

司马迁是杰出的历史学家和文学家，现在我们欣赏他为中国历史上第一个有名有姓、有事迹可考的医家扁鹊写的传记。扁鹊是勃海郡的郑人，姓秦，名越人。勃海郡是西汉高祖五年（前202）设置的，这里被尊称为扁鹊的秦越人肯定不是汉代人，司马迁的意思是说，古代的秦越人是汉代的勃海郡郑地的人。郑这个地方也有问题，南朝宋裴骃《史记集解》指出，"郑"是"鄚"的错字，司马迁所述的年代文字都是手写，这两个字在繁体手写的年代很容易讹误。鄚在河间，属于勃海郡，而郑在中原地区。扁鹊这个名字很有意思：从字义上看，扁鹊是指喜鹊，所以"扁"有两个读音，一读biǎn，一读piān。清代学者梁玉绳在《史记志疑》中说，扁鹊之扁，是"取鹊飞䨇䨇之意"，意思是一只喜鹊自由自在地飞翔，能随时给人们带来喜讯，所以，古人把那些能给病人解除疾苦的高明医生都叫扁鹊。山东出土的汉代石刻绘有扁鹊的形象，他人首鸟身，头戴冠帻，拖着一束长尾，一手把脉，一手拿针，后面的人排队等待医治。人们将扁鹊刻画成人首鸟身的模样，既反映了原始鸟图腾的崇拜意识，也说明扁鹊在人们心目中是一个神人。

扁鹊针刺图也提示了针砭之术的起源。砭石疗法可能是古代最为原始的一种医疗手段，许慎《说文解字》："砭，以石刺病也。"《素问·异法方宜论》："东方之域，天地之所始生也，其病皆为痈疡，其治宜砭石，故砭石者，亦从东方来。"东方是日出的地方，一年之际开始于春，东方春是天道阴阳所起始的地方。东方由于靠海湿热，百姓容易患疮疡之类的疾病，对这类疾病的治疗适宜于用砭石和针刺，所以砭石、针刺技术起源于东方。据司马迁记载，被称为扁鹊的秦越人家在古齐国，活动的地方有时在齐国有时在赵国，都证明扁鹊是东方人，古书也记载其善于针刺之术。《韩非子·安危》："闻古扁鹊之治其病也，以刀刺骨。"听说古代的扁鹊治病，擅长用砭石刮骨疗毒。《战国策·秦策》载"扁鹊怒而投其石"，东汉的高诱注解说，石，就是砭石，用来刮患者的痈疮。下文讲到扁鹊治虢太子病，让弟子子阳磨砺刺病的针和刮病用的砭石；在见齐桓公的时候，指出桓公的疾病处于血脉的话，用针刺和砭石可以治疗。这些都说明，扁鹊医疗活动的主要工具是针和砭石。

但是被称为扁鹊的秦越人，其高超的医术并非祖辈相传而是半路学来的。司马迁指出，秦越人年轻的时候做人家客舍的主管，相当于今天旅馆的经理。有一天，客舍来了位长桑君，秦越人感觉他不同于一般的人，便小心谨慎地接待他。长桑君也发现扁鹊非同寻常。之后两人交往了十几年，长桑君对扁鹊的道德人品非常了解之后，便避开众人悄悄地对扁鹊说："我有禁止外传的秘方，年老了想传授给您，但是您得答应我，不要轻易泄露给外人。"所谓禁方，主要是指非常贵重的秘方。那时候医方很少，人门摸索出了有效的单方、验方都非常珍惜，秘不外传。我们看《武威汉代医简》里面的方后面多标有"禁""良禁""千金不传"字样。扁鹊恭敬地对长桑君说："好！好！"长桑君从怀中掏出药方交给扁鹊说："你用未着地的水服这个药方，服三十天之后就能显出这个药的效验。"他将秘方书全部送给扁鹊后忽然间就不见了。我们从司马迁的描述中可以推断：首先，长桑君本人不是医生，不然相处十几年怎么可能大家都不知道他是个神奇的医生呢？其次，神奇的长桑君可能是虚构的。古今都一样，为了抬高身价会借前人或鬼神来神化自己，抬高自己，所以下文说，长桑君转眼不见了，非常神秘。扁鹊按照长桑君的要求服了三十天之后便能穿墙见人。当然，用这种透视功能看疾病的症结自然不在话下。我们怎样看待扁鹊的透视功能呢？根据常识判断是不可能的，是古人用来抬高身价、炫耀其技术的把戏罢了。就像陈胜、吴广造反要把"陈胜王"几个字藏到鱼肚子里一样。文章的最后司马迁说，扁鹊并不是带着这双能透视的眼睛到处看病，而是以诊脉出名。传说经脉理论及脉诊是扁鹊发明的，准确地说，扁鹊作为闻名于世的杰出医家，是经脉理论及脉诊的集大成者。《史记·太史公自序》云："扁鹊言医，为方者宗，守数精明；后世循序，弗能易也。"扁鹊的医术，是以方术为业者的本宗。他们恪守扁鹊的技术，非常精审明晰，是后代习医者的基石，万代不能改易。司马迁如此高度评价扁鹊及其技术，说明从战国到司马迁所处的西汉，人们提起医学及医学界最杰出的人物，就是扁鹊。

2. 起死回生

齐国的医家秦越人被尊称为扁鹊，是技高一筹的一代名医，自然在治病救人方面有绝招。司马迁通过典型的案例，介绍了在一般人看来扁鹊能够起死回生的高超医术。第一个病案是晋昭公时期扁鹊诊赵简子。晋昭公（？—前526）姓姬名夷，为晋平公之子，大约公元前531年至公元前526年在位。晋国在昭公在位的时候大权已经旁落到赵、魏、韩等六家手中，所谓"诸大夫强而公族弱"，赵简子（？—前475）是当时掌握大权的六家之一的赵家人，是春秋时期晋国赵氏的领袖，原名赵鞅，又名志父，也称赵孟。孟，指兄弟姊妹排行老大，赵孟就是赵老大。哭倒长城的孟姜女，意思是姜家的大妮，古代女子只有姓而没有名字，往往用孟、仲、叔、季来取名。赵简子就是"赵氏孤儿"中的孤儿赵武之孙，传记中说赵简子专权国家大事，其实六家都专权。有一天赵简子病了，病得很厉害，五天五夜不省人事，其他几家大夫都很恐惧，因为牵涉到权力的平衡与填补，怕引起动荡。在这种情况下，便请当时的名医扁鹊诊治。扁鹊经过一番仔细诊断后从内室出来，简子的家臣董安于很迫切地询问主人病情。扁鹊不愧是名医高人，很淡然地说："主君的血脉运行正常啊，你们诧异什么呢？以前秦穆公曾经得过这种病，七天之后就苏醒了。"

这段文字中有两个问题需要我们注意：其一是董安于。董安于是一个春秋末期有事迹可考的人物，再加上赵简子的生平事迹，有助于我们确定神奇的扁鹊是否有其人以及其生活的年代。据有关史料记载，董安于为平阳翼城人，出生年代不详，约死于公元前496年。春秋时期，是晋国正卿赵鞅的心腹家臣，是当时出色的建筑家，超群的战略家和政治家。在晋国的六大家族中，范氏、中行氏谋乱，赵简子为了顾全自己而弃车保帅，将范氏、中行氏之乱的责任归于董安于。董安于坦然地说：如果我的死能够保全赵氏而换取晋国的安定，我又怎么会吝啬自己区区一条性命？于是自缢身亡。赵简子死于公元前475年，扁鹊为赵简子看病并与董安于对话，史书中还明确记载"董安于受言而书藏之"，就是董安于把扁鹊的诊断结果记录下来并藏到晋国的档案馆。据此可推知，扁鹊从事医疗活动的时间是在公元前500年左右。换句话说，扁鹊和赵简子、孔子（前551—前479）是同时代人。其二，扁鹊诊赵简子虽然只有寥寥几句，但却透露了很有价值的信息。扁鹊认为，医学理论的核心是气、血，如果人的气血正常，虽病可活。这个观点与《黄帝内经》核心理论是一致的。《素问·调经论》云："人之所有者，血与气耳。"五脏取象于地出营血阴气，六腑取象于天出护卫身体的阳气，所以人所有的根本是血和气。气血阴阳是中医理论的核心，诊病祛疾的核心就是诊气、血是否偏亢。扁鹊诊赵简子血脉正常，没有生命危险，嘱董安于不必大惊小怪。汉代人记录的文献也指出扁鹊善于脉诊，治病以调阴阳为主。汉代桓宽的《盐铁论·轻重》云："扁鹊抚息脉而知疾所由生，阳气盛则损之而调阴，寒气盛则损之而调阳，是以气脉调和，而邪气无所留矣。"扁鹊通过切诊病人的脉息而知道疾病产生的原因，阳盛则泻阳补阴，阴盛则调阴补阳，从而使气血阴阳和调。阴阳和调，血气旺盛，邪气则无所犯。这也说明，秦汉时期人们都认为扁鹊是脉诊方面的杰出医家，通过脉诊，别气血阴阳虚实，判别各种疾病，虚则补之，实则泻之。汉代的王符《潜夫论·实边》云："且扁鹊之治病也，审闭结而通郁滞，虚者补之，实者泻之，故病愈而名显。"扁鹊治病，通过诊脉辨别病人的气血闭结，从而疏通郁滞，解除郁结。虚证采取补法，实证采取泻法，所以病人的病好了，他的名声就更加显赫。

3.司马迁言医

通过扁鹊诊治赵简子的病案，我们初步领略了扁鹊诊脉决死生的高超本领。

第二个病案是扁鹊诊治虢太子的尸厥病。医案的基本情节是：有一天，扁鹊游历到了虢国，遇到虢太子突然昏厥而死。扁鹊到虢宫门前问管教育的官员中庶子："太子得了什么病，国都中举办祛邪的祭祀超过了一般的国家大事？"中庶子说："太子患血与气运行不正常，气血错乱不能够疏泄，突然发作造成体内脏器受到伤害。由于体内正气不能抑制邪气，邪气蓄积而不能有效地宣泄，所以阳气虚衰，阴气亢盛，阴阳不接昏倒而死。"扁鹊问道："他死了几个时辰了？"中庶子说："鸡鸣至现在。"扁鹊说："收殓了吗？"回答说："没有，他死了还不到半天。"扁鹊又说："请您进去禀告，说我是齐国勃海郡秦越人，家住在郑，以前没机会一睹国君的尊容并侍奉他。听说太子不幸死了，我能使他活过来。"中庶子说："先生该不会哄骗我吧！根据什么说太子能活呢？我听说上古的时候有名医俞跗，治病不用汤药、酒剂、镵针、石针、导引、按摩、药物热敷等方法，只要一诊察就知道疾病所在的部位，顺着五脏的腧穴割开肌皮，疏通脉络，连结损伤的筋腱，按治髓脑，触动膏肓，疏理膈膜，清洗肠胃，洗涤五脏，修炼精气，改变容貌气色。先生的方术能像这样的话太子就能活；不能像这样而想要使他活过来，简直不可以告诉刚会笑的婴儿！"扁鹊仰天长叹，认为中庶子是井底之蛙没有见过高人，就对中庶子说："我扁鹊听了太子死亡的经过，就可以推知太子没有死，太子得的是尸厥症，是假死。您如果不信的话，可以试着进入里面诊断太子，应当还能听到他有耳鸣之声，鼻子由于胀满不通气，还有轻微的呼吸声；抚摸病人的大腿到阴部，应该还是温的。"中庶子很惊诧，就把扁鹊的话报告给了国君。国君听了之后非常震惊，赶快跑出去，在阙中会见扁鹊，对扁鹊说："我听说您的大名很久了，只是没有机会谋面。先生这次来到我们小国，有幸能救助太子，我感到非常幸运。有先生您太子就能救活，无先生您，太子就会死去再也不能复生。"话没说完，就抽噎地哭泣起来，伤心得气满郁结，精神恍惚，长时间地流泪不止，悲伤之情不能控制，面容都改变了。扁鹊对国君说："像太子这个病，就是所谓的尸厥，太子还没有死。"扁鹊让弟子研磨针石，刺太子头部的百会穴，太子很快苏醒了过来。然后再调适太子体内的阴阳，服汤药两旬，太子恢复如初。

　　这一节的题目叫司马迁言医，大家看了故事的经过，好像跟司马迁没有什么关系，其实不然。扁鹊治疗虢太子的故事除了司马迁《史记》有记载，其他还有两个地方也有记载。一处是韩婴的《韩诗外传》，时间最早，大约在公元前150年。一处是刘向的《说苑》。刘向约生于公元前77年，公元前6年去世，是西汉时期著名的经学家、目录学家、文学家，曾奉命整理秘府的图书，编写出我国最早的目录学著作《别录》。比较这三家扁鹊诊太子的故事可以发现，刘向的《说苑》和《韩诗外传》基本一致，但刘向把《韩诗外传》中的个别词进行了改写：首先，刘向把与史不符的"虢"校改为"赵"，"虢世子"改为"赵王太子"。刘向是西汉著名的经学家，他广泛校勘汉以前的典籍，又较韩婴出生晚，所以把《韩诗外传》中与史不符的地方进行了校改。古人校书往往不交代校正依据，刘向校改的依据是什么已不得而知，但从今天来看，虢国被灭得比较早，不可能与赵简子同时代。清代梁玉绳的《史记志疑》指出："虢灭已久，此时焉得有虢……余考扁鹊与赵简子同时。"虢是个小国，很早就被灭了，这个时候怎么会有虢呢？而扁鹊和赵简子是同时代的人，这个赵王太子就是赵简子的儿子赵恒子。根据梁玉绳的考证，《史记》中被称为扁鹊的秦越人就是一个真实的人了。其次，刘向把《韩诗外传》中某些容易引起异议的词加以改写，使其具体，如"造宫"改为"造宫门"，"窍"改为九窍，使文意更加明确而不会出现歧解。变化比较大的是司马迁的扁鹊诊虢太子故事。司马迁不仅对《韩诗外传》中的故事进行了文学化的改写，还补充了关于尸厥的病因病机论述，这是刘向《说苑》和《韩诗外传》所没有的，因而我们推测，关于尸厥病因病机的专业论述是司马迁从当时有关的中医书中抄录补充进来的。在解释尸厥的病因病机的时候，司马迁借扁鹊及中庶子之口指出，太子患的是气血不能够按时运行，气血偏亢又没有得到及时疏泄，突然暴发于外，表现为内脏受到伤害。病因是身体虚弱，正气不能战胜邪气，邪犯人体，在体内蓄积而没能及时宣泄，导致气血阴阳失调，阳气衰微，阴气炽盛，病人阴阳不接而突然昏厥，不省人事。

通过比较有关文献可以看出，《黄帝内经》对尸厥病因病机的论述比较简洁，而司马迁的论述则比较详细，与《诸病源候论》的论述基本相同。这说明，司马迁看到的医书可能是扁鹊学派的医学著作，也有可能是仓公所献古代先圣所传的黄帝扁鹊之脉书。

4.讳疾忌医与六不治

最后一个案例是齐桓侯讳疾忌医的故事。扁鹊游历到了齐国，齐桓侯把他当作客人来招待。扁鹊入朝拜见桓侯的时候对桓侯说："君有病在肌表，不及时治疗的话恐怕要加深。"桓侯说："我没有病。"并对身边的人说："贪财好利的医生喜欢医治没有病的人来获取名利。"其后扁鹊分别指出桓侯的疾病发展到了血脉、肠胃、骨髓，到了骨髓之后扁鹊见到桓侯退行几步转身逃走了，几天后桓侯病发而死。这个故事在战国末期的思想家韩非的《韩非子》中也有记载，不论是《韩非子》中的蔡桓侯还是司马迁说的齐桓侯，说明战国末期到秦汉，人们心目中的名医是扁鹊。扁鹊不仅是中医四诊中切脉诊病的高手，其望诊水平也异常高超。根据故事的叙述，扁鹊对桓侯疾病由浅入深的判断，应该都是通过望诊得出的。退一步来说，即使扁鹊诊桓侯的故事是虚构的，秦汉时期的人能写出这样的故事也是基于当时有这样的医疗实践。成书于秦汉之际的中医经典著作《黄帝内经》中记载了丰富的望诊内容。肝合五行木，木色青，开窍于眼；心合五行火，火色赤，开窍于舌；脾合五行土，土色黄，开窍于口；肺合五行金，金色黄，开窍于鼻；肾合五行水，水色黑，开窍于耳。中医学认为"有诸内，必形诸外"。人的内在脏腑发生病变，必然会有外在表现。医家诊疗时通过观察病人的外在表现，判断疾病的病因、病位并进行治疗。同时，这段文字也告诉我们，人们很早就认识到了疾病侵犯人体是由浅入深，由表及里，并懂得根据疾病的深浅情况采用不同的治疗方法，所以桓侯问扁鹊为何逃走的时候扁鹊说，疾病处于肌表可以用汤熨治疗，发展到血脉可以用针刺治疗，发展到肠胃可以用汤药治疗，发展到骨髓，在当时的医疗水平下已经无药可治了。

　　司马迁在传记的后面总结说，假使能让圣人预先知道人体内潜伏的疾病，让高明的医生早点治疗，不至于病入膏肓，那么疾病就可以治愈，人的生命就能延续。普通人最担忧的是疾病很多，但往往不知不觉就发展到了很严重的地步；而医生最担心的是治病的方法、手段少。司马迁还在总结西汉及以前医家长期临床实践经验的基础上，提出了"六不治"的观点。后人多把"六不治"看作是扁鹊的观点，特别是"信巫不信医"条被看作是扁鹊与巫彻底分道扬镳的标志。司马迁《史记》中的扁鹊确实是一位彻底摆脱了巫术影响、临床经验非常丰富的杰出医家，他让太子"死而复生"，民间怀着尊敬的心情传说他能让"死人"再生，他自己则客观地说，我秦越人并不能让死人再生，像太子这种病本来是能活的，我不过是采取了正确、及时的治疗方法让他痊愈罢了。扁鹊并有没有明确总结说，对于病人有六种情况不可治，《韩诗外传》《说苑》也没有六不治的记载，"六不治"之说当是汉及汉以前扁鹊学派的医家对历史经验的总结，司马迁采信并将其收入《扁鹊仓公列传》中。

　　病人有六种情况不可治的第一种是"骄恣不论于理"。这是说骄横不讲道理的病人，他的病没法治疗。为什么呢？蛮横不讲理的人多为权贵，这些人自恃身份高贵，往往自以为是，盛气凌人，视医生为仆从，傲慢无礼，对医嘱难以遵守，医治这样的人是白白浪费时间。比较典型的例子就是扁鹊治疗齐桓侯的病。扁鹊望色诊病，告诉桓侯的病在肌肤腠理之间，病位表浅，不及时治疗的话疾病会发展至深，而桓侯不听扁鹊的意见。再次见到桓侯的时候，扁鹊告诉他，疾病已经发展到血脉，不及时治疗会进一步加深，而桓侯却把扁鹊当成骗子，对身边的人说，现在的医生财迷心窍，居然想用没有病的人来骗钱。最后桓侯的病发展到了骨髓，扁鹊只能逃跑离开。这是典型的骄横不讲理，最后导致不治身亡的例子。

第二种是"轻身重财"，把生命看得很轻，把钱财看得很重，也就是要钱不要命的病人也无法给他医治。

第三种是"衣食不能适"。对这句话理解的关键是"适"。"适"有恰当的意思，吃和穿不恰当、不合适的人，也就是说不懂养生，违反四时阴阳变化的规律，起居无常，饮食不节，暴饮暴食，肥甘厚腻，这样的人也没法治。他们不听医嘱，追求声色口体之欲，对于这样的人，医生治得了一时，治不了长远。第二种理解，"适"是调适的意思。病人衣着、饮食都不周全，往往无钱调养身体，更无钱医治疾病。对于这样的病人，医生也无能为力。

第四种是"阴阳并，脏气不定"。人体最核心的阴阳是气血阴阳。并，偏聚。如果气血阴阳严重失衡，脏腑功能不稳定，这样的病人也无法治疗。阴阳严重偏亢，五脏神躁动不安，五脏失去精神的守护，不能适应寒温的变化，不能节制自己的喜怒哀乐，那么就会腠理松弛，贼邪肆意入侵。

第五种是"形赢不能服药"。身体瘦弱，不能吃药的病人也不能治疗。这种病人大多病情危重，身体衰弱到药都吃不了了，在当时的医疗条件下也是没办法医治的。

第六种是"信巫不信医"。迷信巫术，不相信医学，医生也无法治疗。在早期，巫术和医术是合二为一的，随着医疗技术的发展和疗效的增强，巫和医开始分道扬镳。到了西汉，那些杰出的医家完全摆脱了巫的影响，以自己高超的医术为民众解除病苦。有意思的是，在《扁鹊仓公列传》中，司马迁删除了《韩诗外传》中古医家的巫术行为，如苗父用菅草作垫席，用刍草扎成草狗，面向北祷告，只说十个字，那些搀扶来的病人、抬着来的病人都痊愈了，跟正常人一样，这类治疗方法是典型的巫术。司马迁在《扁鹊仓公列传》中完全摒弃医中的巫影，说明巫术逐渐淡出了文人的视野。

三、仓公传

太仓公者，齐太仓长，临淄人也，姓淳于氏，名意。少而喜医方术。高后八年，更受师同郡元里公乘阳庆。庆年七十余，无子，使意尽去其故方，更悉以禁方予之，传黄帝、扁鹊之脉书，五色诊病，知人死生，决嫌疑，定可治，及药论，甚精。受之三年，为人治病，决死生多验。然左右行游诸侯，不以家为家，或不为人治病，病家多怨之者。

文帝四年中，人上书言意，以刑罪当传西之长安。意有五女，随而泣。意怒，骂曰："生子不生男，缓急无可使者！"于是少女缇萦伤父之言，乃随父西。上书曰："妾父为吏，齐中称其廉平，今坐法当刑。妾切痛死者不可复生，而刑者不可复续，虽欲改过自新，其道莫由，终不可得。妾愿入身为官婢，以赎父刑罪，使得改行自新也。"书闻，上悲其意，此岁中亦除肉刑法。

意家居，诏召问所为治病死生验者几何人，主名为谁。

诏问故太仓长臣意："方伎所长，及所能治病者？有其书无有？皆安受学？受学几何岁？尝有所验，何县里人也？何病？医药已其病之状皆何如？具悉而对。"

臣意对曰：自意少时，喜医药，医药方试之多不验者。至高后八年，得见师临淄元里公乘阳庆。庆年七十余，意得见事之。谓意曰："尽去而方书，非是也。庆有古先道遗传黄帝、扁鹊之脉书，五色诊病，知人生死，决嫌疑，定可治，及药论书，甚精。我家给富，心爱公，欲尽以我禁方书悉教公。"臣意即曰："幸甚，非意之所敢望也。"臣意即避席再拜谒，受其脉书、上下经、五色诊、奇咳术、揆度、阴阳外变、药论、石神、接阴阳禁书，受读解验之，可一年所。明岁即验之，有验，然尚未精也。要事之三年所，即尝已为人治，诊病，决死生，有验，精良。今庆已死十年所，臣意年尽三年，年三十九岁也。

齐郎中令循病，众医皆以为蹶入中而刺之。臣意诊之，曰："涌疝也，令人不得前后溲。"循曰："不得前后溲三日矣。"臣意饮以火齐汤，一饮得前溲，再饮大溲，三饮而疾愈。病得之内。所以知循病者，切其脉时，右口气急，脉无五藏气，右口脉大而数。数者，中下热而涌，左为下，右为上，皆无五藏应，故曰涌疝。中热，故溺赤也。

齐中大夫病龋齿，臣意灸其左大阳明脉，即为苦参汤，日嗽三升，出入五六日，病已。得之风，及卧开口，食而不嗽。

蕾川王美人怀子而不乳，来召臣意。臣意往，饮以莨菪药一撮，以酒饮之，旋乳。臣意复诊其脉，而脉躁。躁者有余病，即饮以消石一剂，出血，血如豆，比五六枚。

齐王黄姬兄黄长卿家有酒召客，召臣意。诸客坐，未上食。臣意望见王后弟宋建，告曰："君有病，往四五日，君要胁痛不可俯仰，又不得小溲。不亟治，病即入濡肾。及其未舍五藏，急治之。病方今客肾濡，此所谓肾痹也。"宋建曰："然。建故有要脊痛。往四五日，天雨，黄氏诸倩见建家京下方石，即弄之，建亦欲效之，效之不能起，即复置之。暮，要脊痛，不得溺。至今不愈。"建病得之好持重。所以知建病者，臣意见其色，太阳色干，肾部上及界要以下者枯四分所，故以往四五日知其发也。臣意即为柔汤使服之，十八日所而病愈。

齐王侍医遂病，自练五石服之。臣意往过之，遂谓意曰："不肖有病，幸诊遂也。"臣意即诊之，告曰："公病中热。论曰：'中热不溲者，不可服五石。'石之为药精悍，公服之不得数溲，亟勿服。色将发痈。"遂曰："扁鹊曰：'阴石以治阴病，阳石以治阳病。'夫药石者，有阴阳水火之剂。故中热，即为阴石柔剂治之；中寒，即为阳石刚剂治之。"臣意曰："公所论远矣。扁鹊虽言若是，然必审诊，起度量，立规矩，称权衡，合色脉表里有余不足顺逆之法，参其人动静与息相应，乃可以论。论曰：'阳疾处内，阴形应外者，不加悍药及镵石。'夫悍药入中，则邪气辟矣，而宛气愈深。诊法曰：'二阴应外，一阳接内者，不可以刚药。'刚药入则动阳，阴病益衰，阳病益著，邪气流行，为重困于俞，忿发为疽。"意告之后百余日，果为疽发乳，上入缺盆，死。此谓论之大体也，必有经纪。拙工有一不习，文理阴阳失矣。

臣意曰：他所诊期决死生及所治已病众多，久颇忘之，不能尽识，不敢以对。

问臣意："所诊治病，病名多同而诊异，或死或不死，何也？"对曰："病名多相类，不可知，故古圣人为之脉法，以起度量，立规矩，县权衡，案绳墨，调阴阳，别人之脉各名之，与天地相应，参合于人，故乃别百病以异之。有数者皆异之，无数者同之。然脉法不可胜验，诊疾人以度异之，乃可别同名，命病主在所居。今臣意所诊者，皆有诊籍。所以别之者，臣意所受师方适成，师死，以故表籍所诊，期决死生，观所失所得者合脉法，以故至今知之。"

太史公曰：女无美恶，居宫见妒；士无贤不肖，入朝见疑。故扁鹊以其伎见殃，仓公乃匿迹自隐而当刑。缇萦通尺牍，父得以后宁。故老子曰"美好者不祥之器"，岂谓扁鹊等邪？若仓公者，可谓近之矣。

【助读与拓展】

1.仓公学医

战国时期的秦越人以诊脉出名，被尊称为扁鹊，而中医学史上第一位留下医案的扁鹊派名医，则是西汉时期的著名医家淳于意。淳于意约生于公元前205年，约卒于公元前140年，西汉初齐国临淄人，因做过齐国的太仓长，管理都城的仓库，又称仓公。司马迁在《太史公自序》中指出，扁鹊的医学理论是方技家的宗始，他们所使用的技术非常精审明晰，后代医家遵循他们的理论和技术，历百代而不改，淳于意可以说是最接近扁鹊的了，所以他把扁鹊和淳于意的传合写。更为关键的是，如果说扁鹊的医疗事迹还有一定的玄秘成分的话，那么淳于意则完全是一个实实在在的医家。淳于意获罪被释放之后曾多次得到汉文帝召见询问，在回答汉文帝询问时，他陈述了自己写"诊籍"的原因以及拜师行医的有关问题。淳于意的"诊籍"是中国现存最早的医案，比西方医案的创立早数百年之久。司马迁依据"诊籍"介绍了淳于意的25个病例，包括患者姓名、职业、里籍、疾病症状、脉象、诊断、治疗方式和预后推断等情况，从中反映了淳于意高超的医术。

据传记，太仓长是指齐国都城管理粮仓的长官，人们尊称临淄人淳于意为太仓公。淳于意年轻的时候喜好医术，但是用所学的药方治疗病人大多没有效验。淳于意先跟公孙光学医，汉高祖刘邦的妻子吕雉当政的第八年，又拜师同郡元里的公乘阳庆学习。公乘是爵位名，唐代颜师古认为是因为能够乘公家的车而得名。这时候公乘阳庆已经七十多岁了，没有孩子，自然无人继承其医术，于是淳于意就以师礼侍奉他。经过一段时间的考验，公乘阳庆决定把自己的秘技传授给淳于意，就对淳于意说："完全抛弃你的那些医方书，它们不正确。我有古代前辈传下来的黄帝、扁鹊脉书，以及观察面部五色诊病的书，这些技术能判定病人的生死，决断疑难杂症，确定疾病能否治疗，还有论述药物的书，都十分精辟。我家中富足，只因心里喜欢你，才想把自己收藏的秘方和书全教给你。"淳于意说:"太幸运了,这些不是我敢奢望的呀!"于是离开座席,拜了两拜,并向公乘阳庆请教,学习他传授的《黄帝扁鹊脉书》《上经》《下经》,面部五色诊病术、听诊,以及测度气血阴阳偏亢,还有药论、砭石神术、房中术等秘藏书籍和医术。砭石神术,指针砭方面的技术。淳于意对汉文帝说:"我学习的时候非常注意理解和体验,这样用了约一年时间。第二年,我试着为人治病来验证这些理论和技术,虽然有效但是还不精。总之,我侍奉老师,向他学习了三年左右便尝试为人治病。诊病的时候,根据脉诊和五色诊判断病人是可治还是不可治,结果都有效验,非常精良。我的老师阳庆已死了十年左右,我曾向他学习三年,现在已经三十九岁了。"

有关淳于意的出生年月,传记中记载高后八年(前180)拜师阳庆,学了3年左右,然后行游诸侯。文帝十三年(前167)废除肉刑,这一年,淳于意最小的女儿缇萦上书救了他的性命。淳于意在回答文帝询问时说,他老师死了十年左右了,今年他39岁。据此推断,公元前167年淳于意39岁,则约生于公元前205年。

2.缇萦救父

淳于意自幼喜欢医药方术,老师公孙光认为他"必为国工",便推荐他拜师公乘阳庆,得传古《黄帝扁鹊脉书》、五色诊病等技术。从师三年,淳于意医术大进,判决病人是死还是可治大多效验。但是这样一位杰出的医家却命运多舛。司马迁在传记的后面感慨地说:"扁鹊因为技术高超被秦太医令李醯嫉妒而杀害,仓公仅仅因为隐匿行迹而获肉刑。是他的幼女缇萦识字上书朝廷,才有后半辈子的安宁。"

那么,淳于意为什么要行游诸侯,隐匿自己的行迹呢?他的幼女又是如何救助其父的呢?传记记载淳于意得到公乘阳庆的秘传,医术高超但却四方行游,经常不在家里,病人有病的时候常常请不到他。更为严重的是,他有时候在家也不给人治病,导致很多病家怨恨他。淳于意获罪之后,汉文帝曾让他加以解释。有一次问:"在你技术很好的时候,能够诊治疾病是可治还是不可治,论说药品,熟悉药性,明白药物的适应证,这期间,各诸侯王的大臣有向你请教的吗?齐文王生病的时候,不请你去诊治,这是什么缘故?"淳于意说:"赵王、胶西王、济南王、吴王都曾派人召请我,但我不敢前往。齐文王生病的时候我家中贫穷,要治病谋生,当时实在担心被委任为侍医而受到束缚,不能外出治

24

病，谋生养家，所以把户籍迁到亲戚邻居的名下；不像常人那样待在家里管理家事，只愿到处行医游学，寻访医术精妙的人向他求教，提高自己的医术以救治更多的人。我拜见过几位老师，他们主要的本领我全学到了，也全部得到了他们的医方医书，并在临床实践中深入理解，评定他们的优劣。"

　　这样看来，淳于意不以家为家，而是外出行医，养家糊口，实在是因为生活所迫。同时，他希望多交游，寻访名师以进一步提高自己的诊疗技术，担心诸侯王凭借自己的权势强行让他做侍医为少数人服务。然而，他的良好愿望却招来误解，被诬陷获刑。文帝四年（前176），准确地说是文帝十三年（前167），有病人上门找淳于意看病，淳于意因外出行医没有回来而被告官。按当时的刑律，私自转移户籍，不住在原来的地方是要获刑的。根据淳于意所犯的罪行，他要用专门的刑车押解到长安。淳于意有五个女儿跟在刑车的后面哭哭啼啼，淳于意因心烦而怒骂道："生孩子不生男孩，关键的时候没有一个可用的！"淳于意最小的女儿缇萦听了父亲的话之后非常感伤，就跟随父亲西行到了长安。司马迁说，"缇萦通尺牍，父得以后宁"。意思是缇萦这个姑娘不同于一般的女孩，她读书识字，父亲才有后半辈子的安宁。西汉时期，文字写在简牍上，南方竹子多，就削竹片杀青为简，北方没有大的竹子可以做简，就用木片，叫牍或者木牍。做法是把竹子或木片加工成汉代的一尺左右，简片之间用绳子编起来可以写一篇短文，一定数量的文章卷成一卷适合手拿叫一卷。缇萦这个姑娘能读简牍上的字，就上书朝廷说："我父亲作为朝廷的官吏，齐国人都称赞他廉洁公正，现在犯法被判刑。我非常痛心处死的人不能再生，受刑致残的人不能再复原，即使想改过自新也没有办法。我情愿自己入官府做奴婢，来赎父亲的罪，使父亲能有改过自新的机会。"西汉初继承了古代残酷的肉刑，缇萦说的刑者不可复续，是指墨、劓、刖三种肉刑。墨刑也叫黥，是用刀刺刻犯人额颊等处再涂上墨，作为惩罚的标记。劓，是一种割鼻子的刑罚。刖，是一种砍掉脚的刑罚。汉文帝看了缇萦的上书，悲悯她的心意，便赦免了淳于意，便并在这一年废除了肉刑。

　　缇萦身怀至孝之心，毅然跟随父亲西去长安并上书皇帝解救父亲的美举对后世产生了深远的影响，这段佳话在长期的流传过程中形成了"缇萦救父"的掌故。不仅如此，"缇萦救父"的故事还延伸出一个成语——"改过自新"，用来形容自觉改正错误，重新做人的行为。缇萦上书救父的孝行万古流芳，成为后世孝道的典型。孝是中华民族最基本的道德原则，它要求做子女的要孝敬父母，而这种孝不仅仅是指赡养父母长辈，还要充满敬爱、感恩之心；不仅要关心他们的身体健康，还要关心他们的身心健康。《论语·为政》云："今之孝者，是谓能养。至于犬马，皆能有养。不敬，何以别乎？"孔子认为，赡养父母并不是仅仅满足他们的生活要求，关键还在于能不能敬重他们。如果不能敬重，那么与饲养动物有什么区别呢？因此，孔子特别强调礼在赡养父母中的重要性。作为子女，父母把我们养育成人，让我们走向社会，我们从父母那里获得了无限爱，几乎耗尽了父母所有的心血和钱财，如果没有感恩之心，在父母需要的时候不能关心父母，他们为我们养小而我们不能为他们送老，这样的人就是到了社会上也不可能做出什么成绩。一个对养育自己都不知道感恩的人，对没有血缘关系的一般人就更可想而知了。自私自利、人际关系紧张的人，是不可能获得他人帮助的，也很难做出大的成绩。

3.切脉决死生

淳于意得公乘阳庆那里得到了先辈医家的黄帝、扁鹊脉书，以及面部五色诊病方法，学习了三年后，按照老师的理论和技术给病人治病，不仅有效验，且非常精良，我们从淳于意的诊籍中可以窥见一斑。

齐国一个名叫循的郎中令患病，其他医生都认为是逆气进入腹中而用针刺法为他治疗。淳于意诊视之后说："这是涌疝，这种病使人不能大小便。""疝"是古代的病名。《素问·长刺节论》云："腹痛不得大小便，病名曰疝。"涌疝就是气逆导致的腹痛不能大小便。循回答说："已经三天不能大小便了。"淳于意让他服火齐汤，一剂后能小便，二剂后大便通畅，服完第三剂病人就痊愈了。淳于意指出，他的病是因为房事造成的。我之所以知道他病疝而不能大小便，方法就是切脉。为什么切脉能知道疾病所在呢？中医理论认为，人以饮食五味养五脏，五脏六腑都通过胃获得营养的，所以说胃为五脏六腑之海。饮食入胃之后，化而为津液，中焦泌津液为血液，进入肺手太阴经，然后周流五脏。五脏得血液的滋养，通过经脉将气血津液输布到四肢百骸。当然，五脏六腑的盛衰也可通过血脉显现于寸口，有经验的医生诊脉口便可以决死生，别百病。我诊他的脉，右手寸口脉大而数。脉数是小腹内有热涌动，如果是左手寸口大而数则热邪往下行，右手寸口脉大而数是热邪上涌，但都没有五脏病气的反应，所以说，是邪上涌导致不能大小便的疝病。由于腹内积热，所以尿是赤红色的。

从郎中令循的病案看，淳于意诊病的方法主要是脉诊。切其脉而知病人的疾病是涌疝，病因是行房没有节制，造成阴虚内热，外邪入内而逆动，小腹热邪涌动而不能大小便。淳于意的脉诊得到了病人的验证，病人说已经三天没有大小便了。淳于意让病人服火齐汤，治疗效果是服一次能小便，服两次能大便，三次药后病就都好了。

淳于意让病人服的火齐汤，可能并不是后代意义上的汤药。火齐汤在淳于意其他医案中又叫火齐米粥，是一种经过熬煮而成的含药的粥。在早期，这种用特定的材料，比如长流水、秫米等慢慢熬制的黏滑的粥大多不含药物，后来逐渐加入药物，这可能是水煮药物取汁口服的汤药服法的起源。古人认为，人有病是因为气血不通。五行生克是中国古人最基本的思维方法，不通则寻找能通的药物治疗，也就是利用药物特有的偏性来通闭解结。古人认为，黏滑的粥能通养五脏六腑、四肢关节，故早期以黏滑的粥来治疗不通瘀滞之病。由于仅用米粥熬的汤液并不能治疗疾病，故后来逐渐加入了药物。班固在《汉书·艺文志序》中指出：经方治病，是利用药物所具有的偏寒偏热的特性，制成寒凉或者温热的药剂，目的是用来疏通病邪造成的气血闭阻不通。今本《灵枢·邪客》载有一个治疗失眠的半夏汤方，方子的组成：流动的水八升，用空心的苇秆熬秫米，然后加粉碎了的半夏，流水、秫米、半夏一块慢慢地熬成黏滑的粥。《内经》说，如果是新发的病，病人喝了之后卧床，出汗之后病就好了。

4. 望色决死生

扁鹊学派的特长是切脉诊病，用脉诊决死生；另一特长是观察脸部的颜色变化判定疾病所在，所谓五色诊病。肝色青，心色赤，脾色黄，肺色白，肾色黑，五脏各以其色显现于特定部位。如果五脏有病变会在特定的部位显现出病色，医家通过望色便可知疾病的所在及深浅。《素问·五脏生成》云："夫脉之小大滑涩浮沉，可以指别也；五脏之象，可以类推；五脏相音，可以意识；五色微诊，可以目察；能合脉色，可以万全。"寸口六脉之形，大、小、滑、涩、浮、沉，通过指下诊脉便可区别。五脏的脏繁体字写作臟，有两个读音：读cáng 义为收藏、隐匿之义；读 zàng 为名词，储物的地方。五脏在内隐匿于胸腔，有病与否不容易知晓，但是其功能的好坏、强弱会显现于人体外部，比如肝合筋，荣于爪；心合脉，荣于气色；脾合肉，其荣唇；肺合皮，其荣毛；肾合骨，其荣发，因而诊筋爪、脉色、肉唇、皮毛、骨发，便可知哪一脏器之病及其善恶，所以说五脏功能正常与异常可以通过显现于外的征象进行类推。肝在声为呼；心在声为笑；脾在声为歌；肺在声为哭；肾在声为呻，五脏之音是否异常，可以通过五音加以辨别。肝色青，心色赤，脾色黄，肺色白，肾色黑，五脏之色显现于肌表的细微症状可以用眼观察。所以，诊治疾病综合运用脉诊和色诊就可以万无一失。淳于意诊王后弟宋建的病例，就是色诊的典型。

齐王黄姬的哥哥黄长卿在家设酒席请客，也请了淳于意。客人入座后还没有上菜，淳于意便看到王后的弟弟宋建脸色异常，就说："您有病，这之前的四五天，您腰胁疼痛不能俯仰也不能小便。不赶快医治病邪就会深入肾脏。趁现在疾病还没滞留五脏，请赶快治疗。现在的病情不严重，只是病邪刚刚侵染肾脏，这就是所说的肾痹。"肾痹是古代的病名，中医理论认为五脏六腑皆有痹。邪犯人体，由表及里。寒湿之邪侵犯肌肤不及时治疗的话，就会沿着经络侵犯到肾脏而为肾痹。宋建说："我确实曾腰脊疼过。四五天之前天正下着雨，黄家的女婿们到我家里，看到我家库房墙下的方形石块，就做搬举石块的比赛。我见他们搬弄石块，也效仿他们去搬方形谷仓下面的大石块，但是没有举起来，到了黄昏就腰脊疼痛，不能小便，到现在也没有痊愈。"淳于意指出，宋建的病是因为喜好举重物伤了腰肾。推测宋建生病，是观察他的脸色，太阳膀胱经在面部颜色枯干，太阳膀胱经与少阴肾相表里，在脸上的部位与其他脏器的边界色泽干枯四分左右，据此推知宋建在之前的四五天有疾病发作。淳于意调制柔汤给他服用，十八天病后就痊愈了。柔汤也叫柔剂，是指性味比较温和、不燥烈的药剂。

这个病例，淳于意完全是通过色诊来判断疾病的病位及发病的时间，最后据此开药，病人最终痊愈，显示了淳于意高超的望诊技术。

淳于意诊籍中还记录了另一例望诊奇案。齐国丞相门客的奴仆跟随主人一块上朝，淳于意看到他在宫中的小门外面吃东西，且脸上有病色，就对自己的徒弟宦官平说："你看这个仆人面色的特征，就是脾受到损伤的表现，死期在春天。"平把淳于意望色的诊断告诉了丞相，丞相就问其门客。门客说："奴仆没有病，身体没有疼痛的地方。"到了春天奴仆果然病了，到了四月，泄血而死。淳于意跟汉文帝解释说，其之所以能知道这个奴仆的病是根据色诊，脾受伤会在脸上某一部位显示出相应的病色。伤脾之色，看上去脸色是黄的，再仔细看是青中透灰的死青色。根据诊法，当死于春。

通过这几例医案可以看出，扁鹊学派的著名医家淳于意，其诊病的绝技是切脉和色诊，其技术之纯熟精妙达到了空前绝后的地步，值得我们认真学习研究。

5.高手论道

一般情况下，医生给普通人看病比较容易，给同行和齐王的侍医看病就不容易了，因为对方懂医会医，愿意请你看病说明对方认可你的医术，信任你。同时，医生请另外的医生看病一定是遇到了自己不能解决的疑难杂症，在这之前也根据自己的认识对疾病进行了治疗，因为没有效果，不得已才请你来诊治。这个时候，病因病机的分析一定让病人心服口服他才能安心服药，治疗也才能顺利进行。淳于意诊治齐王侍医遂的疾病，就是个典型。

齐王的侍医遂自己炼五石散服用。顾名思义，五石散由五种矿物组成，晋代的葛洪《抱朴子》记载，由丹砂、雄黄、白矾、曾青、磁石构成，隋代巢元方《诸病源候论》认为是钟乳、硫黄、白石英、紫石英、赤石。对此今人会很困惑，这些矿物吃了怎么消化呀？有什么功用呢？但是这些东西确实是秦汉时期君王贵族常常服食的仙药，非一般人能服得起。古人服这些矿物药自有一套逻辑。古人认为，金银玉石能埋藏千年而不朽，如果人吃了这些东西就一定能治病，而且还能延年益寿，甚至羽化升仙，所以五石散是历代王宫贵族追求长生不死者的服食之品。"五石散"也叫"寒食散"，尽管配方不尽相同，但药性皆燥热猛烈，服后使人身体发热，必须吃冷食、冷浴、散步、穿薄的旧衣服。如果热邪不能散发，就需借用药物帮助发散，因此称"寒食散"。从魏晋到隋唐服者相寻。其杀人如麻，是很有名的毒品，著名学者余嘉锡《寒食散考》"以为其杀人之烈，较鸦片尤为过之"，推测自魏至唐五百年间，死者达"数十百万"。《诸病源候论》卷六引皇甫谧云："近世尚书何晏，耽好声色，始服此药，心加开朗，体力转强。京师翕然，传以相授。"曹魏时期的尚书何晏耽声好色，服了五石散后立刻觉得精神开朗，体力增强。实际上何晏是以此作为春药助其色欲。在他的影响下，贵族跟风效仿，互相传授服食五石散。然而，许多长期服食的人都因中毒而丧命，唐代医家孙思邈呼吁世人"遇此方，即须焚之，勿久留也"。

医案说，有一天淳于意去拜访齐王的侍医遂，遂对他说："我有病，希望您为我诊治。"淳于意切脉之后告诉他："您患的是内脏有热邪的病。古医论说

'内脏有热邪又不能小便的话，不宜服用五石散'。因为矿物药药性燥烈，易耗伤阴液，您服后小便次数减少，赶快别再服用了。从面色上看，您要生痈疽。"但是遂不同意淳于意的诊断，辩解说："扁鹊说过：'寒性的矿物药用来治疗阴虚内热之证，热性的矿物药用来治疗阳虚形寒之证。'药物有阴阳寒热的不同，所以内热证用阴石柔剂医治，内寒证用阳石刚剂医治。"阴石柔剂是指药性偏于寒凉的矿物药，阳石刚剂是指药性偏于燥热的矿物药。从表面看，遂的观点好像没有什么问题，热者寒之，热证用阴石寒药。但问题是，遂没有辨证用药。根据淳于意的诊断，遂是阴虚而阳盛出现的内热，而五石散并非一般的寒药柔剂，其药性燥烈，实际上是以热益热，阴虚更盛，阳火更烈。所以淳于意说："您的观点错了。扁鹊虽然说过这样的话，然而必须周密诊断，确立诊治的规矩准则，再参考脸色、脉象、表里的虚实、逆顺，以及动静与呼吸是否谐调，之后才可以下结论。古医论说：'体内有热，体表反而虚寒怕冷的内热证，不能用燥烈的药和砭石治疗。'因为燥烈的药进入体内，热邪会更加炽盛，阴阳失衡严重可导致热邪蓄积更深。"厥阴、少阴、太阴；少阳、阳明、太阳这三阴三阳本来是揭示四时寒热阴阳之气的多少不同，圣人面南而坐，左东春，右西秋，四时之气从春天开始，以三阴三阳的顺序排列的话，则厥阴初春为一阴，春末夏初的少阴为二阴，夏末的长夏太阴为三阴。合于南方夏的少阳为一阳，合于秋的阳明为二阳，合于冬的太阳为三阳。淳于意引用古代脉法指出："'二阴少阴寒象显于外，一阳少阳邪热聚于内，出现里热表寒，不能用刚药。'因为燥烈的阳热药进入体内就会催动阳气，阴寒会更严重，阳热更加炽盛，邪气流行，重重聚积在腧穴，突然爆发会形成痈疽。"遂并没有听取淳于意的劝说，结果一百多天后，果然痈疽发于乳上，蔓延到缺盆而死。淳于意说，这些只是理论的大要，治病一定要有准则。平庸的医生如有一处没能深入学习理解，就会使治病的纲纪有误，在辨别疾病是阴还是阳上出现差错。

淳于意根据脉象，诊断遂患的是内热。内热耗伤津液，不能服药性燥烈的五石散，所以建议他停服。而遂之为医过分拘泥教条，不能四诊合参，辨证论治。同时，淳于意对石药的认识比遂更深刻，在淳于意看来，不论是阴石还是阳石，其药性皆燥悍下沉，不利于阳气外达，服用需谨慎。自淳于意之后，历代服石药者多短命，说明淳于意确实技高一筹。通过遂于百日后死亡证明，淳于意是一位杰出的医家可谓名副其实。

传记的最后，汉文帝与淳于意讨论了为什么同一个病而医家的诊治不同，有的死了，有的没有死。淳于意指出：对于病名，古人大多以疾病所在的部位命名，如肝病、脾病、头疼、胁痛等，但是引起疾病的病因并不相同，所以古代的圣人先通过诊脉，辨别疾病是在三阴还是三阳，在五脏还是在六腑，在气分还是在血分，之后再四诊参合，参考天之六气、地之五行，并结合病人的声音、动静，确定病性是虚还是实，虽然仍以疾病所在部位命名，但却能区别病名相同而病因病性并不相同的疾病。

6.敬畏先人，承古拓今

扁鹊是经脉学说的创始人，具有高超的脉诊、望诊技术，为中华民族的繁衍昌盛做出了卓越的贡献，我们要对扁鹊充满敬意，对中国的传统文化充满自信。今天的生活条件是先人奋斗的结果，敬畏先人，敬畏那些为国家和民族做出牺牲和贡献的人是我们做人的基本原则。推而广之，对父母、家人、师长，那些养育、帮助我们的人都要怀有感恩敬畏之心。为人而不知道感恩是民族虚无主义者，只知道索取而不懂得付出是精致的利己主义者，是不可能获得他人的帮助的。扁鹊不仅技术高超，还是一个有仁爱之心的人。他的足迹遍及当时的赵国、齐国，甚至是秦国。每到一个地方，只要地方百姓需要，他就改行做某一科的医生，以便更好地为当地百姓服务。这些良好的道德品质，值得我们学习，有助于我们成为德艺俱佳的新时代人才。

天行健，君子当自强不息。中国历史上，那些杰出人物均自强不息，为了真理、为了民族和国家不惜抛头颅、洒热血。他们的思想和行为激励了无数后人前赴后继，为中华民族的复兴和强大做出了巨大贡献。司马迁的行为和他留下的历史巨著，是我们取之不尽的文化宝藏。他因李陵事件触怒了汉武帝而被投进大牢，遭受了一般士大夫不能容忍的宫刑。汉代的孔安国说："男子割势，女人幽闭，次死之刑。"男人割除生殖器和阴囊、让女人不能生育，是仅次于死刑的酷刑。宫刑又称腐刑，因为这种刑法对受害者来说不但肉体痛苦而且心灵受辱，就像一株腐朽之木再也不能结出果实。这种刑法对古代强调不孝有三，无后为大，以及非常讲究名誉的士大夫无疑是一种奇耻大辱。受了腐刑的人，虽然惩罚的严重程度次于死刑，但是对司马迁来说比处死刑还要严重。司马迁在《报任安书》中指出："行莫丑于辱先，而诟莫大于宫刑。"行为没有比侮辱祖先更丑陋，耻辱没有比宫刑更严重。但是他没有轻生，没有苟且偷生，而是忍辱负重，决心写一部究天人之际、通古今之变的历史著作。他为了写好书，四处考察，收集材料，用了整整十八年，终于写出了伟大的历史著作《史记》。他的名言"人固有一死，或重于泰山，或轻于鸿毛"，激励着历代仁人志士，为理想、为民族、为国家而不懈奋斗，今天继承并弘扬这种优良的道德品质，在中华民族走向伟大复兴的大业中，医学生应有所担当，有所作为。

四、华佗传

华佗，字元化，沛国谯人也，一名旉。游学徐土，兼通数经。沛相陈珪举孝廉，太尉黄琬辟，皆不就。晓养性之术，时人以为年且百岁，而貌有壮容。又精方药，其疗疾，合汤不过数种，心解分剂，不复称量，煮熟便饮，语其节度，舍去辄愈。若当灸，不过一两处，每处不过七八壮，病亦应除。若当针，亦不过一两处，下针言"当引某许，若至，语人"，病者言"已到"，应便拔针，病亦行瘥。若病结积在内，针药所不能及，当须刳割者，便饮其麻沸散，须臾便如醉死，无所知，因破取。病若在肠中，便断肠湔洗，缝腹膏摩，四五日瘥，不痛，人亦不自寤，一月之间，即平复矣。

府吏倪寻、李延共止，俱头痛身热，所苦正同。佗曰："寻当下之，延当发汗。"或难其异，佗曰："寻外实，延内实，故治之宜殊。"即各与药，明旦并起。

东阳陈叔山小男二岁得疾，下利常先啼，日以羸困。问佗，佗曰："其母怀躯，阳气内养，乳中虚冷，儿得母寒，故令不时愈。"佗与四物女宛丸，十日即除。

彭城夫人夜之厕，虿螫其手，呻呼无赖。佗令温汤近热，渍手其中，卒可得寐，但旁人数为易汤，汤令暖之，其旦即愈。

佗行道，见一人病咽塞，嗜食而不得下，家人车载欲往就医。佗闻其呻吟，驻车往视，语之曰："向来道边有卖饼家，蒜齑大醋，从取三升饮之，病自当去。"即如佗言，立吐蛇一枚，县车边，欲造佗。佗尚未还，小儿戏门前，逆见，自相谓曰："似逢我公，车边病是也。"疾者前入坐，见佗北壁县此蛇辈约以十数。

又有一郡守病，佗以为其人盛怒则瘥，乃多受其货而不加治，无何弃去，留书骂之。郡守果大怒，令人追捉杀佗。郡守子知之，属使勿逐。守瞋恚既甚，吐黑血数升而愈。

又有一士大夫不快，佗云："君病深，当破腹取。然君寿亦不过十年，病不能杀君，忍病十岁，寿俱当尽，不足故自刳裂。"士大夫不耐痛痒，必欲除之。佗遂下手，所患寻瘥，十年竟死。

广陵太守陈登得病，胸中烦懑，面赤不食。佗脉之曰："府君胃中有虫数升，欲成内疽，食腥物所为也。"即作汤二升，先服一升，斯须尽服之。食顷，吐出三升许虫，赤头皆动，半身是生鱼脍也，所苦便愈。佗曰："此病后三期当发，遇良医乃可济救。"依期果发动，时佗不在，如言而死。

太祖闻而召佗，佗常在左右。太祖苦头风，每发，心乱目眩，佗针鬲，随手而瘥。

李将军妻病甚，呼佗视脉，曰："伤娠而胎不去。"将军言："闻实伤娠，胎已去矣。"佗曰："案脉，胎未去也。"将军以为不然。佗舍去，妇稍小瘥。百余日复动，更呼佗。佗曰："此脉故事有胎。前当生两儿，一儿先出，血出甚多，后儿不及生；母不自觉，旁人亦不寤，不复迎，遂不得生。胎死，血脉不复归，必燥着母脊，故使多脊痛。今当与汤，并针一处，此死胎必出。"汤针既加，妇痛急如欲生者。佗曰："此死胎久枯，不能自出，宜使人探之。"果得一死男，手足完具，色黑，长可尺所。

佗之绝技，凡此类也。然本作士人，以医见业，意常自悔。后太祖亲理，得病笃重，使佗专视。佗曰："此近难济，恒事攻治，可延岁月。"佗久远家思归，因曰："当得家书，方欲暂还耳。"到家，辞以妻病，数乞期不反。太祖累书呼，又敕郡县发遣。佗恃能厌食事，犹不上道。太祖大怒，使人往检：若妻信病，赐小豆四十斛，宽假限日；若其虚诈，便收送之。于是传付许狱，考验首服。荀彧请曰："佗术实工，人命所县，宜含宥之。"太祖曰："不忧，天下当无此鼠辈耶？"遂考竟佗。佗临死，出一卷书与狱吏，曰："此可以活人。"吏畏法不受，佗亦不强，索火烧之。佗死后，太祖头风未除。太祖曰："佗能愈此。小人养吾病，欲以自重，然吾不杀此子，亦终当不为我断此根原耳。"及后爱子仓舒病困，太祖叹曰："吾悔杀华佗，令此儿强死也。"

初，军吏李成苦咳嗽，昼夜不寐，时吐脓血，以问佗。佗言："君病肠痈，咳之所吐，非从肺来也。与君散两钱，当吐二升余脓血，讫，快，自养，一月可小起，好自将爱，一年便健。十八岁当一小发，服此散，亦行复瘥。若不得此药，故当死。"复与两钱散，成得药，去五六岁，亲中人有病如成者，谓成曰："卿今强健，我欲死，何忍无疾去药，以待不祥? 先持贷我，我瘥，为卿从华佗更索。"成与之。已故到谯，适值佗见收，匆匆不忍从求。后十八岁，成病竟发，无药可服，以至于死。

广陵吴普、彭城樊阿皆从佗学。普依准佗治，多所全济。佗语普曰："人体欲得劳动，但不当使极尔。动摇则谷气得消，血脉流通，病不得生，譬犹户枢不朽是也。是以古之仙者为导引之事，熊颈鸱顾，引挽腰体，动诸关节，以求难老。吾有一术，名五禽之戏:一曰虎，二曰鹿，三曰熊，四曰猿，五曰鸟。亦以除疾，并利蹄足，以当导引。体中不快，起作一禽之戏，沾濡汗出，因上著粉，身体轻便，腹中欲食。"普施行之，年九十余，耳目聪明，齿牙完坚。阿善针术。凡医咸言背及胸藏之间不可妄针，针之不过四分，而阿针背入一二寸，巨阙胸藏针下五六寸，而病辄皆瘳。阿从佗求可服食益于人者，佗授以漆叶青黏散。漆叶屑一升，青黏屑十四两，以是为率。言久服去三虫，利五藏，轻体，使人头不白。阿从其言，寿百余岁。漆叶处所而有，青黏生于丰、沛、彭城及朝歌云。

【助读与拓展】

1.华佗全才

司马迁在给扁鹊和淳于意作传的时候感慨地说:"扁鹊因为技术高超被人嫉妒而遇害，淳于意仅仅因为不愿意给诸王做侍医，隐匿行迹受肉刑。"那么华佗的命运又是怎样的呢? 给华佗写传记的是三国时蜀汉及西晋时著名史学家陈寿。陈寿(233—297)，字承祚，他出生的那年，曹植去世刚满一年，诸葛亮还在和司马懿斗法。陈寿的父亲原本是马谡的参军，228年马谡失街亭被诸葛亮含泪斩首，陈寿的父亲因受牵连而被逐出军营，遣回南充老家。几年之后，陈寿在南充老家出生，他父亲比较重视教育，要求也严格，陈寿18岁的时候进入成都太学，跟随同乡大儒谯周研究史学，后来做了蜀汉的观阁令史。公元280年晋灭吴之后，他开始编撰《三国志》。

华佗的传记选自《三国志·魏书》。陈寿在传记的开头概述了华佗的生平与杰出成就。指出华佗(约145—208)还有一个名叫旉，字元化，是汉代的封国沛国谯地人，今天安徽省亳州人，年轻的时候曾经在徐州一带游学。游学，是古人成才的一种非常有效的方式。古人一般在家乡接受私塾教育，但是家乡的师资条件毕竟受限，学到一定时候就需要外出游学，寻访名师。方法一般是背着行囊，行万里路，遇到名人则拜其为师叩问之，学得差不多了再继续游，遇到中意的人继续学，也有结伴而游、互相学习的。这种方法对培养杰出人才非常有效，孔子、司马迁都是游而学的。医家成才也是如此，明代的江瓘、吴崐，清代的陈士铎等都长期在外游学，最后成为名医。华佗在徐州一带游学，拜的老师是谁没有交代，学习的结果怎样呢？在儒家经典方面"兼通数经"。"经"指儒家的经典著作诗、书、礼、易、春秋。汉武帝时期，通一经者可以授为博士。博士不是学位，是古代的官职。秦汉时期，博士掌管书籍文典，俸禄是六百石。汉武帝时设立了五经博士，是专门传授儒家经典的学官。华佗满腹经纶，但是很不幸，他生活在礼坏乐崩、诸侯纷争、战争连绵的东汉时期。史书记载，当时是"家家有僵尸之痛，室室有号泣之哀""白骨露于野，千里无鸡鸣"。自然，在这样动乱的时代，什么功名利禄都是过眼烟云，所以沛国的相国推举他为孝廉、太尉黄琬征召他为官，他都谢绝而不去就任，而是以医为业，救民众于水火之中。

　　华佗不仅在儒学上兼通数部儒家经典，在医学上也是扁鹊、淳于意之后的一位杰出医家。第一，他精通养生之道。当时的人认为他年龄将近百岁了，看起来还像青壮年人一样。第二，他精通开方用药。一般的医生看病开方往往广列药物，希望能有对症之药，一个处方少则十几味药，多则几十味药，而华佗治病，药不过几味。合汤，就是几味药组成的汤方。自然，能用较少的药治好疾病，水平就越高。不仅如此，华佗心里清楚药物的重量，以手抓药不用再称，汤药煎熬好了之后就让病人饮用，告诉病人服药应该注意的事项，喝完药病就好了。第三，他擅长艾灸。病人需要火灸的话，华佗取穴也不过一两处，每处灸七八壮，病很快就消除。"壮"是艾灸量词，灸一次叫一壮。《说文解字》"灼"字段玉裁注："医书以艾灸体谓之壮。壮者，灼之语转也。"段玉裁是说，壮和灼，古语读音相近，都是灸一次的意思。第四，他针刺高手。需要针刺的时候也不过刺一两个地方，下针的时候对病人说，针刺的针感应该延引到某个地方，如果你感觉到了，说一声。病人说到了，就立即出针，疾病也很快痊愈。第五，他擅长外科手术。如果病灶在腹内，针刺和汤药的力量都难以到达，必须施行手术的时候，华佗就让病人服他研制的麻沸散。"沸"古代和"痹"读音相同，所以又叫麻痹散。病人喝了之后，就好像喝醉了一样失去了知觉。于是华佗剖开病人腹部，取出病灶。如果病灶在肠中，华佗就剪除有病的肠子，清洗后再缝合腹部，在创口涂上膏药，四五天创口愈合，也不疼痛，病人自己也没有感觉，一个月左右，身体就完全恢复了。

2.见微知著

华佗高超的技术体现在临床案例上，传记的第一则医案是华佗治疗两个小官吏头痛身热的疾病。府吏倪寻、李延住在一块，都因患了头痛发热的病而找华佗诊治。华佗经过一番望闻问切之后指出："倪寻应该用泻下的方法治疗，李延应该用发汗解表的方法治疗。"两个住一起的人，患病的症状一样，而华佗的治疗方法却不同，自然会产生疑问。这里涉及中医诊治疾病的根本问题，《素问·阴阳应象大论》云"治病必求于本"。"本"是什么呢？首先是病因。《黄帝内经》把病因归为两大类，即外因和内因。具体地说，就是"本乎天者，天之气也；本乎地者，地之气也"。本于天的就是天之六气，即风（温）、热（火）、暑、湿、燥、寒；本于地的就是地之五行五味，其他的还有人的七情、男女阴阳。无论是外邪还是内邪，在人身体造成疾病会有主要位置，不可能一下子就全身都是病不可治疗了，所以诊治疾病的第二个关键是病位。一般来说，外邪侵袭多由表入里，由浅入深。《扁鹊仓公列传》中扁鹊见齐桓侯指出，其疾病在腠理、血脉、肠胃、骨髓，到了骨髓就病入膏肓了。《黄帝内经》指出，外邪侵袭先犯三阳经所在的肌肤腠理，不及时治疗的话就会进入三阳经，由三阳经入六腑。内邪侵袭是按血、三阴经、五脏这个顺序进行的。病因、病位清楚了，后面就是疾病的性质。对病性的划分主要是分虚实，邪盛为实，实则泻之；精脱为虚，虚者补之。最后是疾病所表现的症状，主要是寒和热，热者寒之、寒者热之。倪寻与李延虽然表现出来的症状都是头痛身热，但是华佗通过辨证，确定二人的病位并不一样，倪寻的病位在内，即内实，需要通过泻下的方法祛除；李延的病位在肌肤，在表的邪实可以通过发汗的方法祛除。华佗依法治疗，第二天一早两人的病就好了。

第二则记载的是华佗治疗陈叔山两岁男孩下痢的病案。华佗经过诊断指出，男孩的病因是母亲哺乳期间患了虚寒，通过哺乳将病邪传给了小孩，这是较早记录母婴传染的病例。华佗让病人服四物女宛丸。该方的药物组成及剂量已经不可确考。今人何凌霞认为，四物女宛丸当作四物女菀丸，主要治疗虚寒下痢。

唐代王焘《外台秘要》引东晋医家范汪的《范汪方》中，治疗赤白滞下的"苦酒白丸"由女菱、半夏、附子、藜芦四味药配制而成，宋代《圣济总录》引录该方叫"女菱丸"。《全晋文》王羲之《杂帖》云："吾下势腹痛小瘥，须用女菱丸，得应甚速也。"王羲之服用女菱丸治疗他的下痢腹痛，取效非常快捷。

　　第三则记载了彭城令夫人夜晚上厕所被蝎子之类的毒虫蜇了，华佗采用温水浸泡的方法治疗。这里有几个词需要辨析一下：温、暖、热、汤。温的本义是暖和，不冷不热。《广雅·释诂三》云："温，暖也。"王充《论衡·寒温》云："近水则寒，近火则温。"《玉篇·日部》云："暖，温也。"暖与温为同义词，就是温度已经不冻手了。热的温度比较高，烫手，灼人。《诗经·桑柔》云："谁能持热，逝不以濯？"唐代孔颖达注：谁能手里拿着火热的东西不丢掉，不用凉水洗洗呢？作为病因的六气，其中"风"实际上是风温的省略，风是指空气的流动，戴侗《六书故》云："天地八方之气吹嘘鼓动者命之曰风。"刘向《说苑》云："树欲静乎风不定，子欲养乎亲不待。"其他诸气也都可以叫风，如风热、风寒、风湿等。风温是指冬天风寒之后到了初春温暖的空气，比如春风送暖。《素问·至真要大论》云："阳之动，始于温，盛于暑；阴之动，始于清，盛于寒。"一年四时寒热之气的变化，从春天的温气开始，然后三四月的热气，五六月的酷暑，长夏的湿气，秋阴从清凉之气开始，最盛的是寒。辨析清楚六气的含义非常重要，因为六气是影响天地间万物的外因，特别是六气中不同的气对人体有特定的影响，如风温与肝木。我们清楚了作为六气起始的"风"是风温的简称，对应的季节是寒冬之后的初春，对于诊疗疾病有非常重要的意义。初春的天气应该是温，这样万物才能萌发生长。如果该温而不温这是不及，风木不及当以辛散的药物补之；如果不该温而异常地热这是太过，风木太过当以酸收的药物敛之。

　　第四则是华佗治疗咽喉堵塞不能吃饭的案例，病人家属用车子拉着病人外出找医生看病，病人在路上呻吟不断，恰巧被华佗听到了。华佗便主动上前诊视，并对病人说："刚才来的路上有个卖汤饼的人，他家的蒜汁非常酸，从那买三升喝了之后病就好了。"病人按华佗说的喝了蒜汁之后吐出一枚"虵"。"虵"即蛇。古代的蛇并不仅仅指今天在地上爬行、比较长、有毒无毒的蛇类，而是有一定长度，像鳝鱼、蚯蚓甚至蛔虫都叫蛇。病人把吐出的蛇挂在车边到华佗家去，看见华佗家北面的墙壁上挂着这类的"蛇"有几十条。

这一节的标题叫见微知著，大家从陈寿描述华佗治病的细节中能看出什么问题吗？晋代的皇甫谧在《针灸甲乙经·序》中指出："华佗性恶矜技，终以戮死。"是说华佗因为性格怪异，恃才傲物，最终被曹操杀戮而死。南朝刘宋时期的范晔《后汉书》也指出，华佗"为人性恶，难得意"。那么，华佗的悲惨命运是不是真的是因为他性恶呢？我们从上面咽塞的案例中可以看出：首先，华佗是主动上前为病人诊治的。其次，华佗没有收任何诊疗费，而是病人病好之后带着礼物到华佗家。第三，华佗家的墙壁上挂了很多类似的"蛇"。可以肯定，病人到华佗家并不仅仅是送吐出的虫子，而是以此证明病是华佗治好的，因为没有任何费用才特意去感谢的。而且感谢的人并不仅仅是这个病人，因为仅送的"蛇"就以十为单位计数。

华佗与著名医家张仲景是同龄人，他们生活的年代是东汉末年及三国初期。当时军阀混战，水旱成灾，疫病流行，百姓处于水深火热之中。在这动乱的年代，饱读诗书，兼通数部儒家经典的华佗，看透了官场的黑暗，人世无常，所以拒绝了太尉的征召不去做官，而是以自己高超的技术在民间为百姓解除疾苦，病人送去的一条条"蛇"，就是送给一个有仁爱之心的苍生大医的锦旗，从这里可以看出，华佗对待平民百姓并不"性恶"，反而是充满了医者的仁爱之心。

那么，怎样看华佗最后被曹操惨杀的命运呢？华佗的悲惨遭遇可以说是古代杰出医家特别是扁鹊学派杰出医家的共同命运，是封建社会名医的技术为少数特权者服务还是为苍生百姓服务之间不可调和的矛盾造成的必然结果。一般认为，华佗是继西汉淳于意之后扁鹊学派的又一位杰出医家。扁鹊学派医术高超，特别是在诊脉方面，他们周游四方为民众解除疾苦而不阿附于权贵，故被人们尊称为喜鸟扁鹊。淳于意为了避免被诸侯王扣押成为御医，不惜隐匿行迹为众人看病，被告发之后是他的女儿缇萦上书才避免了肉刑。华佗也是不愿意在灾难深重的年代为曹操一人服务，才借口妻子有病而不归，最后惨遭杀害。由此我们可以看出，在古代社会，杰出医家都面临着医术是为君王贵族一个人服务还是为广大民众服务的问题，也就是术为苍生还是术为一人的问题，这个问题往往给术为苍生而不愿意仅为权贵一人服务的杰出医家带来杀身之祸，扁鹊学派的医家大多命运悲惨就是这个原因。只有以人民大众的福祉为执政基础的新中国，医家才能遂行术为苍生的理念。在新型冠状病毒疫情期间，张伯礼、钟南山等名医奋战在抗疫第一线，为百姓健康尽心竭力，为此国家给了他们极高的荣誉。

3.因人施治

人生活在天地之间，自然受外在环境的影响。由于每个人生活的环境不同，体质不同，因而中医治病讲究因地、因时、因人施治。华佗作为一代名医，不仅继承了扁鹊学派在切脉、望色诊断疾病方面高超的经验与技术，还能根据当时的医疗条件，灵活运用各种治疗方法，取得完美的治疗效果。怒激郡守案，就是现今公认的中医心理疗法最早的临床病案。

一个郡守生病，华佗认为只要让他大怒，疾病就可以痊愈。于是他故意多收郡守的钱财但不给他治疗，不仅不治疗还无故逃走，不仅逃走还留下书信痛骂郡守，结果果然激怒了郡守。他让人追赶捉拿华佗，一定要杀死他，幸好郡守的儿子知道这件事的缘由，便嘱咐不要追赶。郡守非常愤怒，吐出深色的血液数升之后病就好了。华佗的治疗方法，属于中医理论中的情志疗法，其理论依据是《素问·举痛论》："怒则气逆，甚则呕血。"怒则气逆上冲，严重的话让人吐血。大怒可使肝气上升，推动血液上行，促使胸中淤血得以吐出，从而治愈疾病。

广陵太守陈登病案与李将军妻病案，则体现了华佗高超的脉诊技术。太守陈登胸中烦闷，面色红赤，不能饮食，华佗为他诊脉之后说："府君胃中有很多寄生虫，不久将会形成痈疽，是饮食不洁造成的。"需要注意的是，在繁体字中"蟲"与"虫"并不是一个字，"蟲"字表示数量多，很小，数不胜数的飞虫、爬虫；"虫"字一般表示蹄足类动物，比如武松打的老虎就叫大虫。陈登吐出的是"蟲"，在繁体字中不能写作虫。华佗配制汤药给病人服了之后，太守陈登吐出三升左右的虫之后，病逐渐痊愈。华佗又嘱咐病人说："您的病三年之后还会复发，如果遇到良医还能救治。"如华佗说得那样，疾病果然如期发作，由于华佗不在，无良医救治病人死亡。

李将军妻的病案更加神奇。华佗通过脉诊判断病人是妊娠受损，胎儿没有产下，但是家属不相信，华佗只能作罢。华佗离开之后，病人渐渐有所好转，但百余日之后疾病又发作了，再次请华佗诊。华佗仔细切脉后对病家说："病人的这个脉象，本来应该有胎儿。夫人应该怀的是双胞胎，受伤的时候一个胎儿先流产，由于出血很多，后一个胎儿没有产下来。孕妇自己没有感觉到，旁人也不明白，所以没有帮助接生。现在胎儿已死于腹中，血脉不再营养胎儿，胎儿枯萎贴近母背，所以病人常常感到后背痛。给她开一副汤药，再针刺一个穴位，胎儿一定能出来。"汤药喝下之后再针刺一处，病人疼痛难忍像要生孩子，但是生不出来。华佗说："这个死胎早已枯萎，不能自己生出来，应当由旁人助产。"结果果然产出一男胎，手脚俱全，但肤色发黑，长一尺左右。

4.名医丧命

华佗的命运与他的老乡，一代枭雄曹操有关。由于华佗有高超的医疗技术，名声远扬，曹操知晓后便召见华佗，让华佗侍奉左右，专门为他诊治。曹操患有头风病，这是一种慢性阵发性头痛，病程长，缠绵难愈，易于复发。每当发作时，曹操心情烦乱，两眼昏花。华佗针刺他的膈俞穴，每次都是手到病除。然而医生在古代社会地位比较低，华佗本来是饱学之士，兼通儒家经典，把行医作为终身职业，但却被权贵扣押，为极少数人服务，不免常常自悔。让华佗在曹操身边，专门为他诊治，完全限制了华佗的人身自由，这不符合扁鹊学派术为苍生的道德观。加上华佗被曹操控制，长期在外不能与家人见面，时间久了不免思乡心切，于是他就对曹操说："刚才得到家信，打算暂时回家看看。"回到家后，他又以妻子有病为借口，多次请求延长假期而不回。曹操反复写信催促，又下令当地的官员去遣返，但是华佗厌倦拿俸禄仅为曹操诊治，仍然不肯回去。曹操非常愤怒，便派人前往调查：如果华佗的妻子确实有病，就赏他小豆四百斗，放宽假期，限定必须返回的日子；如果华佗虚假欺诈，就押送他回来。经调查，华佗果然是谎称妻子有病，于是曹操便命人将他押解回曹魏的都城许昌，经拷问，华佗服罪。按当时的刑律，当为死罪。谋士荀彧替他求情道："华佗的技术确实高明，与人命相关，应该宽恕他，不要处死他。"曹操说："不要担心，天下难道还会没有华佗这样的鼠辈小人吗？"于是在狱中再次拷问审讯，结束了华佗的性命。在枭雄曹操的眼里，华佗不过是他豢养的众多人员中的一个，一个医工，其地位远不及文人谋士荀彧等。虽然华佗的医术被传得神乎其神，但并没有医治好他的头风病，在他看来，华佗是故意留一手，以抬高自己的地位，即使不杀华佗，华佗也不会根治他的疾病。可以说，曹操对华佗充满了偏见与猜疑，再加上华佗以妻子有病为借口而不回，依律当斩，便愤而将华佗处死，一代大医因此而殒命。

5.华佗不朽

根据陈寿的记载，华佗在临死之前曾经拿出一卷医书交给狱吏，并对狱吏说："这本书能够救活人命。"狱吏由于害怕触犯刑律而不敢接受，华佗也不勉强，就索火把书烧了。大家一定会对这段记载很纠结，一代大医的医学成就就这样轻易地付之一炬，实在让人痛心，也可以说是中医学的一个重大损失。但是，是不是华佗的理论和技术就完全没有传下来呢？也不能这样说。清代学者章学诚《文史通义·言公》指出："古人之言，所以为公。"意思是说，古人说出的理论是想传播天下，为公共所有。为了达到这个目的，古人的文章甚至不署自己的名字，而是假托黄帝、神农等上古人物，用以广传其学说。在思想上，他们希望传授自己的理论，于是便写在简帛上。如果理论果然被天下人明白，其志向得到了充分彰显，文章是否署自己的名字也就无所谓了。

古代著书常常不署作者的姓名，即使是传者、抄者也不怎么关心原作者的姓名。医者的学术思想都是通过师徒传授的。为师者往往在著述成书以外，另有精微的言论、未尽的说法，通过言传口授传给自己的门徒。门徒尊崇老师的意旨，推广发挥，加以变化，再用新的文辞表现出来，于是不再能辨别是老师所教诲的，还是门徒所发挥的。旁人观察门徒，也根据其师承而定为哪一家的学说，不再辨别哪是老师的说法，哪是门徒的说法。我们今天读古人的书，特别是技术类的书，往往觉得理论阐述比较多，而具体的操作步骤不清晰就是这个原因。所以很多学派的理论和技术不一定是失传了，而是以不同的形式在流传。古代的学术往往是先有老师的"口耳之授，而后著之竹帛焉"。一般认为，华佗是扁鹊、淳于意一派的著名医家，华佗罹难，医书失之一炬，并不能据此认为华佗的学术思想和技术就没有完全传下来。今本《华佗中藏经》，多被认为是华佗一派的学术思想记录。同时，华佗的弟子也通过师徒相授的形式把华佗的学术思想传了下来，陈寿就记载了华佗的两位徒弟，分别继承了华佗的学术思想和技术。

华佗比较著名的徒弟，一个是广陵的吴普，一个是彭城的樊阿，他们跟随华佗学医，都学有所成。吴普完全按照华佗的医学理论和治疗原则看病，临床治愈的病人非常多。华佗还传授他养生保健之理，并教授了吴普一套名为五禽戏的健身操。华佗对吴普说："人体需要不断的运动，但不能运动过度让人疲困。适当的运动能让人饮食得以消化，血脉流通，气血和畅，人不会得病，就像转动的门轴不会被虫蛀的道理是一样的。古代那些懂养生的长寿之人，均从事导引之类的运动，像熊那样攀爬，像鸟那样左顾右盼，拉伸活动身体，运动身体的各个关节，以求不易衰老。我有一套健身之术，名叫五禽戏，分别模仿虎、鹿、熊、猿、鸟的动作。这套健身术可以祛除疾病，便利手足，也可以当作导引之术。身体感觉不舒畅，做一下五禽中的一禽戏，身体就会微微汗出，接着在体表扑粉，会让人身体感到轻便，想吃东西。"华佗的这套五禽戏对中国的养生保健影响深远，它是在先秦导引术的基础上发展而来的，是前代导引由量变到质变的结果。《吕氏春秋·尽数》指出："流水不腐，户枢不蝼，动也。形气亦然。"古人观察到，流动的水不会腐臭，经常转动的门轴不会被虫蛀蚀，这是因为运动不息的结果。人的形体和气血也需要不停运动才能保持健康。华佗吸收总结了前人的经验，结合自己的临床实践，创造出一套养生、健身之术——五禽戏。华佗认为，延年益寿要靠运动锻炼，不要病已形成再去医治，这也是对中医"不治已病治未病"思想的进一步阐释。

华佗的另一位徒弟擅长针刺技术，凡是医生都认为人的背部与胸脏之间的部位不能轻易针刺，即使针刺也不能超过四分。樊阿技术高超，针刺背部进针达一两寸，肚脐上方的巨阙穴进针达五六寸，结果病都治好了。分是寸下面的一个长度单位，汉代的1寸相当于今天市尺的0.6寸。华佗还传授给他一个养生保健方漆叶青黏散。漆树的叶末一升，青黏末十四两，坚持服用可以去除三种体内寄生虫，对五脏有利，可使身体轻健、头发乌黑。樊阿听从华佗的话坚持服用，活了一百多岁。

五、丹溪翁传

丹溪翁者，婺之义乌人也，姓朱氏，讳震亨，字彦修，学者尊之曰丹溪翁。翁自幼好学，日记千言。稍长，从乡先生治经，为举子业。后闻许文懿公得朱子四传之学，讲道八华山，复往拜焉。益闻道德性命之说，宏深粹密，遂为专门。一日，文懿谓曰："吾卧病久，非精于医者，不能以起之。子聪明异常人，其肯游艺于医乎？"翁以母病脾，于医亦粗习，及闻文懿之言，即慨然曰："士苟精一艺，以推及物之仁，虽不仕于时，犹仕也。"乃悉焚弃向所习举子业，一于医致力焉。

时方盛行陈师文、裴宗元所定大观二百九十七方，翁穷昼夜是习。既而悟曰："操古方以治今病，其势不能以尽合。苟将起度量，立规矩，称权衡，必也

《素》《难》诸经乎！然吾乡诸医鲜克知之者。"遂治装出游，求他师而叩之。乃渡浙河，走吴中，出宛陵，抵南徐，达建业，皆无所遇。及还武林，忽有以其郡罗氏告者。罗名知悌，字子敬，世称太无先生，宋理宗朝寺人，学精于医，得金刘完素之再传，而旁通张从正、李杲二家之说。然性褊甚，特能厌事，难得意。翁往谒焉，凡数往返，不与接。已而求见愈笃，罗乃进之，曰："子非朱彦修乎？"时翁已有医名，罗故知之。翁既得见，遂北面再拜以谒，受其所教。罗遇翁亦甚欢，即授以刘、张、李诸书，为之敷扬三家之旨，而一断于经，且曰："尽去而旧学，非是也。"翁闻其言，涣焉无少凝滞于胸臆。居无何，尽得其学以归。

乡之诸医泥陈、裴之学者，闻翁言，即大惊而笑且排，独文懿喜曰："吾疾其遂瘳矣乎！"文懿得末疾，医不能疗者十余年，翁以其法治之，良验。于是诸医之笑且排者，始皆心服口誉。数年之间，声闻顿著。翁不自满足，益以三家之说推广之。谓刘、张之学，其论脏腑气化有六，而于湿热相火三气致病为最多，遂以推陈致新泻火之法疗之，此固高出前代矣。然有阴虚火动，或阴阳两虚湿热自盛者，又当消息而用之。谓李之论饮食劳倦，内伤脾胃，则胃脘之阳不能以升举，并及心肺之气，陷入中焦，而用补中益气之剂治之，此亦前人之所无也。然天不足于西北，地不满于东南。天，阳也；地，阴也。西北之人，阳气易于降；东南之人，阴火易于升。苟不知此，而徒守其法，则气之降者固可愈，而于其升者亦从而用之，吾恐反增其病矣。乃以三家之论，去其短而用其长。又复参之以太极之理，《易》《礼记》《通书》《正蒙》诸书之义，贯穿《内经》之言，以寻其指归。而谓《内经》之言火，盖与太极动而生阳，五性感动之说有合；其言阴道虚，则又与《礼记》之养阴意同。因作相火及阳有余阴不足二论，以发挥之。

于是，翁之医益闻。四方以病来迎者，遂辐辏于道，翁咸往赴之。其所治病凡几，病之状何如，施何良方，饮何药而愈，自前至今，验者何人，何县里、主名，得诸见闻，班班可纪。

浦江郑义士病滞下，一夕忽昏仆，目上视，溲注而汗泻。翁诊之，脉大无伦，即告曰："此阴虚而阳暴绝也，盖得之病后酒且内，然吾能愈之。"急命治人参膏，而且促灸其气海。顷之手动，又顷而唇动。及参膏成，三饮之苏矣。其后服参膏尽数斤，病已。

天台周进士病恶寒，虽暑亦必以绵蒙其首，服附子数百，增剧。翁诊之，脉滑而数，即告曰："此热甚而反寒也。"乃以辛凉之剂，吐痰一升许，而蒙首之绵减半；仍用防风通圣饮之，愈。周固喜甚，翁曰："病愈后须淡食以养胃，内观以养神，则水可生，火可降；否则，附毒必发，殆不可救。"彼不能然，后告疽发背死。

一男子病小便不通，医治以利药，益甚。翁诊之，右寸颇弦滑，曰："此积痰病也，积痰在肺。肺为上焦，而膀胱为下焦，上焦闭则下焦塞，辟如滴水之器，必上窍通而后下窍之水出焉。"乃以法大吐之，吐已，病如失。

一妇人产后有物不上如衣裾，医不能喻。翁曰："此子宫也，气血虚故随子而下。"即与黄芪当归之剂，而加升麻举之，仍用皮工之法，以五倍子作汤洗濯，皱其皮。少选，子宫上。翁慰之曰："三年后可再生儿，无忧也。"如之。

一贫妇寡居病癞，翁见之恻然，乃曰："是疾世号难治者，不守禁忌耳。是妇贫而无厚味，寡而无欲，庶几可疗也。"即自具药疗之，病愈。后复投四物汤数百，遂不发动。

翁之为医，皆此类也。盖其遇病施治，不胶于古方，而所疗皆中；然于诸家方论，则靡所不通。他人靳靳守古，翁则操纵取舍，而卒与古合。一时学者咸声随影附，翁教之亹亹忘疲。

翁春秋既高，乃徇张翼等所请，而著《格致余论》《局方发挥》《伤寒辨疑》《本草衍义补遗》《外科精要新论》诸书，学者多诵习而取则焉。

翁简慤贞良，刚严介特；执心以正，立身以诚；而孝友之行，实本乎天质。奉时祀也，订其礼文而敬泣之。事母夫人也，时其节宣以忠养之。宁歉于己，而必致丰于兄弟；宁薄于己子，而必施厚于兄弟之子。非其友不友，非其道不道。好论古今得失，慨然有天下之忧。世之名公卿多折节下之，翁为直陈治道，无所顾忌。然但语及荣利事，则拂衣而起。与人交，一以三纲五纪为去就。尝曰：天下有道，则行有枝叶；天下无道，则辞有枝叶。夫行，本也；辞，从而生者也。苟见枝叶之辞，去本而末是务，辄怒溢颜面，若将浼焉。翁之卓卓如是，则医又特一事而已。然翁讲学行事之大方，已具吾友宋太史濂所为翁墓志，兹故不录，而窃录其医之可传者为翁传，庶使后之君子得以互考焉。

论曰：昔汉严君平，博学无不通，卖卜成都。人有邪恶非正之问，则依蓍龟为陈其利害。与人子言，依于孝；与人弟言，依于顺；与人臣言，依于忠。

史称其风声气节，足以激贪而厉俗。翁在婺得道学之源委，而混迹于医。或以医来见者，未尝不以葆精毓神开其心。至于一语一默，一出一处，凡有关于伦理者，尤谆谆训诲，使人奋迅感慨激厉之不暇。左丘明有云："仁人之言，其利溥哉！"信矣。若翁者，殆古所谓直谅多闻之益友，又可以医师少之哉？

【助读与拓展】

1. 弃儒习医

金元四大家中，朱震亨出生最晚。他出生在元代婺州路今天浙江金华地区的义乌市，字彦修。由于他的家乡赤岸镇有一条小溪叫丹溪，跟他学医的人多尊称他为"丹溪翁"或"丹溪先生"。朱震亨去世之后，元代的著名学者戴良为他写了这篇传记。在传记中介绍了朱震亨学医的经过、奇特的医案以及在中医理论上的贡献。

朱震亨从小就聪明好学，每天能背诵千字左右的文章，稍微大一些的时候便跟从家乡的私塾先生学习儒家经典，修习科举考试的学业。后来听说许谦是朱熹学说的第四代传人，在八华山传道授学，于是又到那里拜师求教，学习有关道德性命的学说。他认为，道德性命之说博大精深、纯正周密，于是就把它当作专门的事业。朱震亨和当时的无数读书人一样，三更灯火五更鸡，苦读儒家经典，目的是科举应试，博取一官半职，并无意于医。一天，他的老师许谦对他说："我生病卧床很久了，不是对医非常精通的人，是无法让我病愈的。你比一般人聪明，是否愿意学医呢？"朱震亨听了老师的话后很有感触。为什么呢？在他为科举考试而苦读的时候，父亲因为庸医误治而死亡，两个弟弟年幼，母亲成了家里的顶梁柱。朱震亨三十岁那年，母亲因操劳过度患了脾胃病，请了很多医生来诊治，都没能治好。朱震亨听了他老师的话后感慨万千，说："读书人如果精通一门技艺，能把儒家的仁爱之心通过技艺推及众人，即使不能在当代出仕为官，也和当官一样能经世济民啊。"于是他烧了所有科举考试用书，专心在医学上用功。

朱震亨弃儒习医，直接的原因当然是母亲的疾病和老师的引导，但深层的原因则是儒与医同根而异流。儒者习孔孟之学，其人生理想是齐家、治国、平天下，如果助君王治理天下的抱负不能实现则退而求其次，要么在家乡设馆授学，传授儒家学说，培养儒家的继承人；要么悬壶济世，以医为业，如张仲景所说的那样，对上用来治疗君亲的疾病，对下用医术解除百姓的疾苦，间接实现儒者仁济天下的理想。这一人生理想被宋代名相范仲淹总结为"不为良相，便为良医"。所以宋代以后，儒而为医者大增，形成儒医一流，医者队伍更加壮大，促进了中医理论的进一步发展。清代的永瑢、纪昀等人在《四库全书总目提要》医家类的序中做出了一个著名的判断："儒之门户分于宋，医之门户分于金元。"宋儒为了在传统儒学的基础上创立道德性命之说，不再像汉唐时期经师那样恪守师说，而是把儒家的经典作为阐释自己学说的注脚，这样就形成了流派纷呈、百家争鸣的局面。随着文人进入医学队伍，到了金元时期，医家也开始争鸣，形成不同的流派。朱震亨、刘完素、李杲等人儒而为医，形成不同流派，正是儒医一家的具体表现。

2.《局方》之弊

朱震亨在老师的建议下，抛弃科举考试，专攻医学。他是自学成才呢？还是拜名师高人，提高自己的理论和技术呢？当时医学界流行一本叫《太平惠民和剂局方》（以下简称《局方》）的书，号称《大观二百九十七方》。这本书是北宋徽宗大观年间的官修医书。朱震亨和当时的许多医家一样，不分昼夜地学习《局方》，然而不久他便醒悟了，认为这种靠背诵成方、然后执方治病的方法不是学医的正确之路。他指出："拿古人的成方治疗今天的疾病，势必不能与今天复杂的病情完全相合。如果要确立诊治疾病的法度规矩，一定要根据《素问》《难经》等医学经典，然而家乡的医生很少能明白这个道理。"

朱震亨不满意当时大家都学的《局方》，主张学习中医经典著作，这与这本书诞生的时代和性质有关。这是宋代官方颁布的一部方剂药典，也是我国现存的第一部中成药专书。所收的医方，最早是北宋太医局熟药所的配药底本，首次颁行于元丰三年（1080）。到了宋徽宗大观年间（1107—1110），太医陈师文、裴宗元等人对熟药局的医方进行了校正，成书五卷297方，后来不断地增补，到了南宋淳熙年间（1174—1189）收方788首，成为定本。由于所收方剂大多是屡经临床实践的有效方，如至宝丹、牛黄清心丸、苏合香丸、藿香正气散、四物汤、逍遥散等，因而是一部流传广泛、影响较大的临床方书。这些医方疗效确切，被制成中成药后，深受病家和医生的欢迎。朱震亨在《局方发挥》中指出："《和剂局方》之为书也，可据证检方，即方用药，不必求医，不必修治，寻牍见成丸散，病痛便可安痊。"《局方》颁布之后，百姓可以根据症状，从里面索检处方，再根据方子的使用方法用药，甚至不用请医生看病，也无需自己配制药物，购买制作好的丸药、散剂服用，就可以让疾病痊愈。但是《局方》也有其局限性。首先，它是官方主持颁布的，各地必须按其方配药，医生、病家循病索方难免有不问寒热虚实、不辨证论治而贻误病情的情况。朱震亨在《局方发挥》的序言中描述了《局方》造成的流弊："自宋迄今，官府守之以为法，医门传之以为业，病者恃之以立命，世人习之以为俗。"指出从北宋到现在，官府恪守《局方》为法规，医家世代相传《局方》之学作为事业，病人依靠《局方》中的医方作为活命之药，而世俗之人都以这种现象习以为常。有了现成的方子，医生不再辨证施治，据书开方即可；甚至病人也不必求医，据书买药就行。但是病情是变化多端的，治病须辨证施治，不能"立方以待病"，而应该"因病以制方"。另外，《局方》所收录的医方受当时社会习俗的影响，偏于温补，多使用芳香燥烈类药物，朱震亨认为，长期服用此类药物会耗伤阴液，不仅不能治病，反而会使疾病缠绵不愈。

3.拜师之路

朱震亨认识到《局方》有很多不足，自然不能像他同辈那样仅仅拘泥于《局方》。他提出，只有精通中医理论，辨证论治才能成为大医。那么家乡的那些医生只会《局方》之学，该怎样提高其医术呢？朱震亨走上了历代医家成才的重要途径——外出游学，寻访名师高人并向他们学习。于是他打理行装，越过钱塘江，奔走于江苏的吴县，到了安徽的宣城，从宣城又到江苏的镇江，然后又抵达南京，一路走过，他都没有寻访到合适的老师。等他回到浙江的杭州时有人对他说："本地有一位姓罗的名医，可以为师。"这位医生叫罗知悌，字子敬，世称太无先生，南宋理宗时期做过宫中近侍，精于医学，曾得金元四大家刘完素的门人荆山浮屠的真传，又通晓张从正、李杲两家的医学理论，集三家学问于一身。南宋灭亡后，他闭门谢客，专门研究医学。于是，朱震亨决心拜罗知悌为师。然而，拜师的过程并不顺利。罗知悌为人心胸狭隘，依仗自己的技能而厌倦人事，世人很难符合他的心意。朱震亨满怀希望地去拜访他，他却闭门不见。但是朱震亨心诚意真，求拜之心更是诚恳，每日拱手立于门前，置风雨于不顾。有人向罗知悌详细介绍了朱震亨的为人与名声，最终罗知悌感动了，不仅让朱震亨进了门，还收他为弟子。四十岁左右的朱震亨以弟子之礼，面北对着老师拜了两拜，向他请教。罗知悌发现，朱震亨不仅聪明，而且人品好，于是便将其医术倾囊相授，并对朱震亨说：学医的关键，必须依据《素问》《难经》理论，六邪之中，湿、热、相火三气造成的疾病最多，一般的医生很少知道其中的奥秘。区区陈、裴之学，过分拘泥于它，一定会以药杀人。

罗知悌所讲的疾病病因湿、热、相火，包括了六气致病的热气、湿气与五行的相火。古人经过长期的观察，对一年四时的气候特征了解得非常清楚。五日为一候，三候十五日为一气，四气六十日为一个典型的气候特征，六个典型的气候特征又细分为二十四个节气，合为三百六十五日左右为一年。汉代太初历建寅，正月寅为新的一年的开始，从寅到卯，即立春到春分的四个节气，典型的气候特征是风温，三月、四月的辰巳典型的气候特征是热，五月、六月午未典型的气候特征是暑，七月、八月申酉典型的气候特征是湿，九月、十月戌亥典型的气候特征是燥，十一月、十二月子丑典型的气候特征是寒。这六个气候特征是六气按时序演变的顺序，为温、热、暑、湿、燥、寒。古人还发现，六气对地之五行与五脏有特定的影响，比如春风与木肝，秋天燥气与金肺，冬天寒气与水肾，这便形成了六气与五运相合，揭示了五脏六腑特定的病因病机。

心为君主之官，主管神明。心合五行火，但是这个火不能忽而炽烈灼烧，忽而微微欲熄，需要冉冉不息地为全身提供温热的能量。心的这个特点正好符合三月、四月的天气特征热，最适宜万物与人体的生长，所以心手少阴上合天之热气，下合地之五行火叫君火。心包络代心君受邪，上应南方夏天的暑气，下合五行火叫相火。天地同气，所以湿、热、相火也可以说湿、热、暑三气。罗知悌认为，热气、暑气、湿气导致的疾病是最多的，于是便用刘完素、张从正、李杲三家的医学论著进行讲授，并详细阐述了三家的学术思想，而取舍标准完全依据《黄帝内经》的理论，并且对朱震亨说："抛弃你以前学的那些医方知识，它们不正确。"罗知悌当时已年逾古稀，卧于床上，每有病人，都是弟子代为切脉观色，根据弟子的回报开方。朱震亨跟随罗知悌学习、临床一年有余，医技大进，完全掌握了老师的学术思想和技术。回到家乡后，一开始那些拘泥于《局方》的医生都嘲笑他，认为他的学问不正宗，待他治好了老师许谦的病及其他一些疑难杂症后，大家开始对他佩服得五体投地，从此，朱震亨的名气越来越大。然而朱震亨没有满足，而是进一步将三家的学说发扬光大，针对刘完素、张从正认为的湿、热、相火三气导致的疾病为最多，他推陈致新，用泻火的方法加以治疗。

李杲擅长治疗脾胃之病，提出了饮食没有节制、劳役过度等可伤害脾胃运化水谷的功能，导致脾胃功能失常，胃阳之气不能输布到四肢百骸。胃为五脏六腑之海，五脏六腑都从胃纳水谷中获得营养。内伤脾胃，可导致心肺功能受损，所以在治疗上，朱震亨主张采用补益中焦脾胃、提升阳气的方剂治疗，这是前人所没有的。朱震亨在刘完素、张从正、李杲三家理论的基础上，取长补短，融会贯通，结合《黄帝内经》和宋元理学知识，创立了自己的理论体系。朱震亨根据《黄帝内经》"人之所有者，血与气"的学术思想，认为人的精血难成而易亏，精血亏虚就不能养神，神不守舍就容易想入非非，又进一步伤害阴精，故而提出了阳常有余、阴常不足的学术思想。基于此，他强调房事不宜太过，纵欲过度可伤精。平时心神要保持安宁，不为外在的物欲色欲所迷惑。在饮食方面，不宜肥甘太过，以防生痰化火，生湿化热。另外人体湿热过重也可耗伤阴精。由于朱震亨在临床上提倡滋阴降火之法，故后世称之为"滋阴派"。

4.阴虚阳暴绝

朱震亨高超的医技体现在他的医案上。浦江县的郑义士患滞下，义士不是人的名字，而是当时的人对他义举的褒奖之称。滞下，通俗地讲就是痢疾，症状大多表现为腹痛、大便量少次数多，常常欲解而黏滞不下，所以叫滞下。主要病因是外感时邪疫毒，或者饮食不洁，这里郑义士的病因应该是后一种。郑义士家里比较富有，平素喜欢吃肥甘厚味，导致食积之邪内蕴，两者相互搏结，化为脓血，成滞下之病。据《丹溪心法治要》记载，这位郑义士久患滞下。民间谚语说，好汉抵不住三泡稀，是说拉肚子对身体伤害非常大。郑义士年近六十，饮食不洁导致痢疾，再加上病中还和妻妾同房，进一步造成阴精亏虚，故上厕所后突然昏厥，情况非常危险：目上视（俗称翻白眼）。更危险的是溲注而汗泄。溲注指小便如注，就是小便失禁。汗泄，即出汗如泄。这些在古代都是要人命的。痢疾本来就容易脱水，使人昏厥，又加上小便失禁、大汗淋漓，在没有办法通过输液补充营养物质和水分的古代，这可以说是必亡之象。朱震亨通过望闻问切四诊后指出，郑义士的病是阴虚而阳暴绝，长期腹泻，津液损失导致阴虚，好色行房导致阴精亏虚。

那么阳暴绝是因为什么呢？根据《黄帝内经》理论，人体最根本的阴阳是气血阴阳。血为阴，出五脏；气为阳，出六腑。运行于脉内的营血阴气与运行于脉外的阳气相随相伴，不能偏亢，偏亢就会产生各种疾病。阴不可以无阳，无阳则寒凝血滞；阳不可以无阴，无阴则阳无以生长。阳气、营血阴气如同天地阴阳，没有天阳化气，大地则黑暗寒冷，万物就无以生长；没有地阴滋养，万物则无以成形。气血阴阳的关键是阴气营血周流和顺，使骨正筋柔，腠理得密；阳卫之气温煦肌肤，外护阴精不失，抵御病邪不侵，各司其职，身体得安，命得长久。二者不和则致祸夭，就像自然界春天没有秋天，冬天没有夏天。郑义士患滞下迁延不愈，又好色纵欲，这二者都严重伤阴，最终导致极度阴虚而无以托阳，出现阴虚阳暴绝。人体的阳气主要起温煦滋养肌肤、抵御病邪入侵的作用，是人体抵御病邪的第一道防线，就其功能来说，阳气又叫卫气。阳气行肌肤腠理，功能是管理人体毛孔的开阖。阳气功能正常，热则汗孔开，寒则汗孔闭，通过调节体液来维持体温的内外平衡。阴虚则阳气无以滋养，阴过分虚则会出现阳气突然断绝，不能掌管汗孔开阖，导致大汗淋漓，小便失禁，津液大量流失。如果不能及时补充水液，则会导致死亡。朱震亨通过脉诊，指出郑义士的病因是患了痢疾还喝酒，同时还行房。痢疾、饮酒、行房，几种因素结合，便出现了阳亡昏厥之候。确定了病证是阴虚阳暴绝，朱震亨的治疗方案是选用人参大补。《神农本草经》载，人参味甘，微凉，主补五脏，安精神，除邪气。人参能够补元气，安神生津。朱震亨令家人熬制人参膏，同时急忙灸病人的气海穴。气海穴在肚脐下一寸五左右，主治虚脱、厥逆、腹痛、泄泻等症，有调气机、益元气、固精血之功。果然过了一段时间，郑义士手能动了，又过了一会儿嘴唇也能动了，人参膏熬好，喝了几次之后郑义士就苏醒了。经过一段时间的调理，郑义士恢复了健康。

天台周进士案则是典型的寒因寒用案例。正常的情况下寒证用热药治疗，周进士患恶寒，即使暑热天也要用丝绵被蒙头，时医用大热药附子治疗而病情更加严重，家人请朱震亨诊治。他经过仔细地望闻问切之后，认为病人是大热证反而表现出寒象的真热假寒证。病因清楚了之后，自然是对症下药，用辛散类的药发汗，让热邪随汗液外出；用寒凉之类的药克制体内的郁热，病人的恶寒之症逐渐好转，然后再服用刘完素创制的防风通圣散。防风通圣散具有解表攻里、发汗达表、疏风退热的功效，最后病人痊愈。由于周进士是富贵人家，饮食肥甘厚腻都容易生火，加之妻妾众多，同房没有节制，伤精也容易出现阴虚火亢，所以朱震亨建议他饮食清淡，以调养脾胃功能，多多静养，避免色欲的诱惑，不然的话，热毒再次爆发就不可救治了。但是周进士没有按朱震亨的要求去做，最后因为火毒爆发，痈疽发于脊背而死。

5.提壶揭盖治癃闭

中医治病讲求辨证论治，四诊合参，反对头痛医头，脚痛医脚。医案记载，一男子病小便不通畅，正常情况下，不通自然是用通利药让小便畅利，然而服了时医开的通利小便的药之后病情更加严重，无奈之下便请名医朱震亨诊治。朱震亨诊察病人的脉象，发现右手寸脉呈弦滑状。诊完脉，朱震亨指出小便不通的病因是积痰，积痰的部位在肺部。中医把人体分为上、中、下三焦。肺属于上焦，膀胱属于下焦，上焦肺部有积痰不通畅，下焦的小便就不利。朱震亨打了个比喻，就好像古人计时所用的滴水之器，上面的孔不进空气，下面的水就滴不出来。既然病因在上焦肺部，要想让小便通利，必须祛除上焦的痰阻，这样下焦的小便才能通畅。于是朱震亨采用中医的吐法，用药让病人狠狠地呕吐一番。病人吐完之后，果然病就痊愈了。

吐法是中医汗、吐、下、和、温、清、消、补八种治疗方法之一，采用催吐的方式可祛除病邪或体内的有毒物质。病邪祛除之后，气机运行通畅，身体逐渐就恢复了。《素问·阴阳应象大论》云："其高者，因而越之。"疾病的病位如果比较高，在胸腔肺部，就可以采取吐法。但是朱震亨这次治疗的是小便不通之疾，病位在下，病因在上，朱震亨针对小便不通的病因是肺部积痰，采用吐法治肺部积痰，把小便不通的病治愈了，这在不懂中医理论的人来看，就非常神奇且不可思议。但是这种治法的确符合中医理论，而且有人还给这个治法起了个很形象的名称叫"提壶揭盖"。中医理论认为，肺主气，通调水道，主一身气孔的开阖。所谓通调水道，是指肺鼓动一身之气周流不休，使水液流动畅达，需要的吸收，多余的排出体外。中医所讲的肺主呼吸，并非仅仅指鼻子的呼吸，汗腺、毛囊这些都是呼吸器官。人身三百六十五孔，皆为气出入的器官，它们在肺的鼓动下，负责与外界进行气体、体液交换，升降周流不休，呼吸出入停止就会出现疾病。《素问·六微旨大论》云："出入废则神机化灭，升降息则气立孤危。"呼出吸入，内外之气交换停止则生命也就熄灭了。清阳上升，浊阴下降，人的气机没有了升降则生命危殆。如果肺气弱，即肺主呼吸的功能发生障碍，则全身水液代谢不畅，就会出现小便不利、浮肿等症。

小便不通，古人叫癃闭。《黄帝内经》曰："膀胱不利为癃……"中医学认为，小便不畅，点滴而出，病势较缓者为癃；小便闭塞，点滴不通，病势较急者为闭，二者合称为癃闭。膀胱藏水液在身体下部，肺在上部为水之源，肺气虚则不能通调水道，下输膀胱，以致膀胱运化水液动力不足，进而引发癃闭。所以，小便不通表面上看是膀胱功能障碍，实际上也可能是肺通调水道的功能出现问题。如果是后者，古人用催吐的方法来恢复肺的宣发功能，通过宣发而使气机升降出入正常，病邪随之排出体外。

6.丹溪的著作与人品

没有人能随随便便成功，朱震亨能成为一代名医，既和他有深厚的传统文化底蕴有关，也得益于他能拜名师，学经典。戴良指出：朱震亨在遇到疾病进行治疗的时候，不是像当时的那些医生拘泥于古代成方执方治病，而是对古今医家的医方和理论无不精通。在临床上能灵活运用古方，最终与《黄帝内经》等经典著作的理论相合。一时间跟他学医的人如影相随，如声相伴，朱震亨也不保守，对弟子的教诲可谓勤勉不倦。

朱震亨留下来的著作比较复杂，自己撰写的有《格致余论》《局方发挥》《本草衍义补遗》等；门人和私淑者整理编纂的有《丹溪心法》《丹溪手镜》《金匮钩玄》《丹溪治法心要》《脉因证治》等。这些书深受当时医家的追捧，跟他学医的人都学习背诵他的书，并从书中学习治病的法则。《格致余论》收论文四十余篇，内容包括内、外、妇、儿各科，以及脉法、养生、优生等理论。其著名论文《阳有余阴不足论》《相火论》均见于本书。书的取名，他在《序》中指出："古人以医为吾儒格物致知一事，故目其篇曰《格致余论》。"

戴良评价朱震亨的人格操守：为人简朴、坚贞、善良，性格刚毅，不同流合污。其人秉性正直，处世诚实。至于孝敬父母、友爱兄弟的品性，实在是出于天性。在"孝"的方面，供奉家族四时祭祀的时候，考订礼仪条文，并恭敬地祭祀先人。照料母亲，能科学调理她的饮食起居并尽心恭敬地奉养。在"友"的方面，一是对兄弟，二是对朋友。他宁肯对自己刻薄一些，也一定要使兄弟们丰衣足食；宁肯对自己的孩子刻薄一些，也一定要对兄弟们的孩子给予优厚待遇。在对外交友方面，凡是不适宜的朋友就不去结交，不是正当的道理就不去谈论。他喜欢谈论古今天下的得失，每每慷慨激昂，表现出以天下之忧为忧的气概，而不善名利。当时有名的达官贵人常常屈尊虚心地向他请教，而他也坦率地陈说治国治民之道，并无什么顾忌。但只要谈到荣华名利之事，他便生气地起身离去。与人交往，他完全以三纲五常作为断交或亲近的标准。三纲五常是封建社会的伦理道德标准。三纲指君为臣纲、父为子纲、夫为妇纲，五常谓仁、义、礼、智、信。封建社会的模范人物，自然是以封建社会的道德伦理标准来衡量的，我们不能以今天的标准衡量古人。朱震亨曾经说：天下遵行仁道的时候，人们的品行就像依附树干而茂盛生长的枝叶，根基坚实而淳朴高尚；天下丧失仁道，人们的言行犹如无根的枝叶而虚有其表。品性，是人的根本；言论，是从它派生出来的东西。如果听见的是虚夸的言论，看见的是舍本逐末的逐利行为，他就会怒容满面，犹如受到玷污似的。在封建社会，医生的社会地位比较低，所以戴良并未全面展现朱震亨高超的医疗技术，而是详尽论述他的人品，不厌其烦地指出他在伦理道德方面的突出表现，强调行医只是一个方面的事情罢了。同时戴良指出，朱震亨研究理学和做事方面，已在宋濂为他写的墓志铭中有所记载，这里所书的是他可以流传于世的医学事迹。为他写传记，是希望后代的仁人君子在学习他的时候能够加以参照。对于戴良对朱震亨伦理纲常方面的旌扬，我们要历史地看待。

　　文章的最后是"论"，也称"赞""评""诠"，是史传类文体作者所发的感慨和评语。戴良用西汉时期的隐士严君平的道德教化作用加以衬托，赞扬朱震亨品行高尚，足以成为后世君子的楷模。西汉的严君平，学识渊博，无所不通，以在成都街头占卜为生。人们如果有邪恶非正当的卜问，他就按照蓍草和龟甲之象陈述其中的危害，与做子女的交谈依据孝道，与做弟弟的谈话依据顺从，与做臣子的谈话依据忠诚。史书对他的风范、声望、志气、节操大加称赞，足以使贪婪的人受到感动，并使社会风俗得以净化。朱震亨在婺州学习并掌握了道学的源流、精髓而隐身于医门，有人因为医事来求见的话，他总是用保全精气、养育神气来启迪其心志。平时的一言一行，凡是有关伦理道德方面的，他都能给人以教诲，使人振奋、感动。左丘明说："仁爱之人的话，它的益处广大啊！"确实如此。像朱震亨这样的人，大概就是古代所说的正直、诚实、学识渊博的益友，又怎能因为他是医师而轻视他呢？

六、东垣老人传

　　东垣老人李君，讳杲，字明之。其先世居真定，富于金财。大定初，校籍真定河间，户冠两路。君之幼也，异于群儿；及长，忠信笃敬，慎交游，与人相接，无戏言。衢间众人以为欢洽处，足迹未尝到，盖天性然也。朋侪颇疾之，密议一席，使妓戏狎，或引其衣，即怒骂，解衣焚之。由乡豪接待国使，府尹闻其妙龄有守也，讽妓强之酒，不得辞，稍饮，遂大吐而出。其自爱如此。受《论语》《孟子》于王内翰从之，受《春秋》于冯内翰叔献。宅有隙地，建书院，延待儒士。或不给者，尽周之。泰和中，岁饥，民多流亡，君极力赈救，全活者甚众。

母王氏寝疾，命里中数医拯之，温凉寒热，其说异同，百药备尝，以水济水，竟莫知为何证而毙。君痛悼不知医而失其亲，有愿曰："若遇良医，当力学以志吾过。"闻易水洁古老人张君元素，医名天下，捐金帛诣之。学数年，尽得其法。进纳得官，监济源税。彼中民感时行疫疠，俗呼为大头天行。医工遍阅方书，无与对证者；出己见，妄下之，不效；复下之，比比至死。医不以为过，病家不以为非。君独恻然于心，废寝食，循流讨源，察标求本，制一方，与服之，乃效。特寿之于木，刻揭于目耳丛集之地，用之者无不效；时以为仙人所传，而錾之于石碣。

君初不以医为名，人亦不知君之深于医也。君避兵汴梁，遂以医游公卿间，其明效大验，具载别书。壬辰北渡，寓东平，至甲辰还乡里。一日，谓友人周都运德父曰："吾老，欲道传后世，艰其人奈何？"德父曰："廉台罗天益谦父，性行敦朴，尝恨所业未精，有志于学，君欲传道，斯人其可也。"他日，偕往拜之。君一见曰："汝来学觅钱医人乎，学传道医人乎？"谦父曰："亦传道耳。"遂就学，日用饮食，仰给于君。学三年，嘉其久而不倦也，予之白金二十两，曰："吾知汝活计甚难，恐汝动心，半途而止，可以此给妻子。"谦父力辞不受。君曰："吾大者不惜，何吝乎细？汝勿复辞。"君所期者可知矣。临终，平日所著书检勘卷帙，以类相从，列于几前，嘱谦父曰："此书付汝，非为李明之、罗谦父，盖为天下后世，慎勿湮没，推而行之。"得年七十有二，实辛亥二月二十五日也。君殁，迨今十有七年，谦父言犹在耳，念之益新。噫嘻！君之学，知所托矣。

【助读与拓展】

1.儒雅少年

李杲与刘完素、张从正、朱震亨合称金元四大家，本文是元代初年名士砚坚为他写的传记，收录在明代李濂的《医史》中。《医史》刊行于1515年，收载明代以前医家传记72篇，堪称现存最早的医史人物专书，对于研究中医发展史、了解历代名医的生平事迹有很好的参考作用。

李杲，字明之，生于1180年，卒于1251年。古人的名和字有一定联系，"杲"是日出东方、天下光明的意思，所以他的字叫"明之"，是日出而使天下明亮之意。李杲世代居住在真定，今河北省正定县，因真定汉初称为东垣国，所以李杲晚年自号东垣老人。

李杲自幼敏达，受过良好的传统文化教育，家境非常富裕。金朝大定初年，朝廷对真定与河间两路的户籍进行核对，显示李杲家的财富在两路当中居于首位，但是他家并非为富不仁，而是乐善好施。其叔伯辈喜欢与名士交往，家中宅院内有一片空地，就在那里建了一座书院，遇有读书人生计艰难便免费提供生活、学习所需，并资助其科考。唐宋时期，翰林又叫内翰，李杲少年时期先后拜其舅父王从之内翰为师，也曾经拜冯叔献内翰为师，主要学习《论语》《孟子》《春秋》等儒家经典。其后又拜范仲淹的后代范尊为师，至22岁已成为知名儒生，以广交名士而闻名乡里，"所居竹里，名士日造其门"。李杲虽广为结交，但是多而不滥，谨慎选择，不与纨绔子弟为伍。砚坚记载，他与人相处没有戏言。当时富人喜欢去的舞榭歌台、妓院酒楼，李杲从不光顾。如此洁身自好，同辈的人很是妒忌，于是私下商定备一桌酒席，让妓女在酒桌上挑逗勾引他。开席后，一个妓女去拉扯李杲的衣服，抚摸挑逗他，李杲立即恼怒地骂了起来，并脱下衣服烧了。有一次，他以地方豪绅的身份接待南宋使节，酒桌上南宋使节听说他年纪轻轻很有操守，就暗示一个妓女让他饮酒。李杲推辞不过，稍微饮了一点，就大吐着退席而出。在他20多岁时，家乡遭了一场大灾，灾民流离失所，困苦不堪，李杲一家慷慨解囊，设粥赈灾，救济了很多饥馑的灾民。

儒者强调仁者爱人，张仲景也指出，医者上疗君亲之疾，下救贫贱之厄，故被称为仁术。李杲自幼接受儒家仁爱思想的教育，在幼年，母亲王氏患了重病卧床不起，他侍奉母亲夜不解衣，斥巨资求乡里的医生救治，有的说是寒证，有的说是热证，所有的药都尝遍了，最后仍然不知道是什么病，母亲最终糊里糊涂地病亡。对此，李杲非常伤心，不断责备自己，认为是自己不懂医术而让母亲早逝。从此他立下誓言，如果遇到良医，一定要跟他努力学习，弥补自己的过错。

2.鬈方石碣

河北易水的张元素是燕赵之间闻名遐迩的名医，李杲求医心切，不惜远离家乡四百余里，携重金和书童前往，诚拜张元素为师。张元素得知李杲身在富宅而不甘享受，甘心当苦行僧，便立即接纳为徒。李杲追随张元素数年，历经寒窗之苦"尽得其法"，掌握了张元素的学术思想和诊疗技术，后辞别老师返回故里。由于医生的社会地位低下，李杲学成之后并没有以医生为职业，金泰和二年（1202），他向金政府捐献谷粟等财物，获任今河南省济源市的监税官。李杲在河南济源做税官的时候，那里的百姓患上了流行性传染病，民众称这种病叫"大头天行"，即大头瘟。当地的医生查遍医书，也没有找到对症的方子，于是就根据自己的见解胡乱地给病人泻下。病人服了泻下药之后如果没有效果，就继续泻下，导致病人病情加重，直到死亡。当地的医生并不认为这种行为有什么过错，病家也不认为有什么不对，唯独李杲深感哀痛。于是他废寝忘食，根据病情探讨病因，分析症状，寻求治疗方法，最后创制了普济消毒饮。病人服下药之后取得了很好的疗效。于是李杲让人把这个方子雕刻在木版上印刷出来，分别张贴在行人聚集的地方让人们抄用，结果挽救了很多病人。当时的人以为方子是仙人传授的，于是就把它雕刻在石碑上。后来人们不断传颂李杲的事迹，便形成了掌故——鬈方石碣。

治愈大头瘟的普济消毒饮被收录于《东垣试效方》，主要功能是清热解毒，疏风散邪。方用黄芩、黄连泄心肺间邪热为君；橘红、玄参、生甘草泻火补气为臣；连翘、薄荷叶等药散肿消毒平喘。大头瘟的主要症状为恶寒发热、头面红肿焮痛、目不能开、咽喉不利、舌燥口渴等，普济消毒饮是临床治温热邪毒的要方。

由于元兵不断南进，李杲为了躲避元兵烧杀，由济源逃往汴梁（今河南开封）。在开封期间，为生计所迫，他开始悬壶为医，以医者的身份在公卿之间游走。金哀宗开兴元年（1232），蒙古军围困汴梁达3个月之久，食物断绝，民众患病的十有八九。当时医生用旧法治疗，屡屡无效。李杲目睹了民众围困期间饮食不节、劳役所伤、朝饥暮饱、起居不时、寒温失所的境况，遂以脾胃立论，"通医之名雷动一时，其所济活者，不可遍举"。李杲深谙《黄帝内经》精髓，根据《素问·玉机真脏论》"胃者，五脏之本也"的观点，以及老师张元素的教诲"胃者，人之根本；胃气壮，则五脏六腑皆壮也，足阳明是其经也"，在临床实践中加以发挥，提出"内伤脾胃，百病由生"的观点，形成了独具一格的脾胃内伤学说。对于内伤疾病，他认为以脾胃内伤最为常见，其原因有三：一为饮食没有规律；二为劳逸过度，主要是过度劳累；三为精神刺激，过度忧伤的人也容易出现食欲不振现象。由于脾在五行中属土居中央，所以他也被称作"补土派"。主要著作有《脾胃论》《内外伤辨惑论》《兰室秘藏》等，对中医学的发展颇有影响。

3.师徒情深

自古以来，以技艺谋生的人皆秘其技术不轻易外传，即使传授也是传其子孙，而且传男不传女。如果收徒传授外姓子弟，则要求人品好，能事师如父。李杲收徒，遇到了能弘扬中医这个大道的弟子，于是他便把自己平生的经验和技术全部传给了他，体现了李杲高尚的医德和博大的胸怀。1232年金兵攻克开封，李杲向北渡过黄河，逃到了山东东平，年老的时候回到了故乡。这时候他深深地感到需要有人把自己的学术思想和技术传承下去，但是要找到一个合适的传人并不容易。他的朋友周德父向他介绍了罗天益，说罗天益为人敦厚质朴，经常遗憾自己的学业不精，有志于学医，是李杲传授医道的合适传人。

罗天益（1220—1290），字谦甫，元代真定路藁城人（今石家庄藁城区），幼承父训，熟读经史，有很深的古文化功底。他在《上东垣先生启》的"拜师帖"中云："习射箭不师从于后羿，怎么能有射日之功？木匠不师从鲁班，就不能造出高耸入云的构造。医药性命关天，如果不能择良医而从，怎么可能有过人的技术呢？"从这里可以看出，罗天益是一个志向远大的青年。师徒相见的第一句话，李东垣就直奔主题，问他："你来我这学习是为了做赚钱的医生呢，还是为了继承和弘扬医学呢？"25岁的罗天益说："只是继承和发扬医学罢了。"李杲收罗天益为徒之后，罗天益的日常费用和饮食都由李杲提供。学了三年，李杲发现罗天益能坚持不懈，于是就送给他二十两银子，说："我知道你生计艰难，担心你意志动摇，半途而废，现在可以用这些银子来供养你的妻子儿女，你继续学习。"罗天益非常震惊，坚决推辞不收。李杲说："我把大的医道都毫无保留地传授给你，哪里会吝惜这些银子呢！你不要再推辞了。"李杲临终的时候，把平时所写的书校勘后按类分列，摆在书案上，嘱咐罗天益说："这些书交给你，不是为了我李杲，也不是为了你罗天益，而是为了天下后世的人们。你要小心保存，不要让它埋没失传了，要推广并使它流传下去。"

李杲去世后，他的徒弟罗天益、王好古对其理论和技术加以继承并发扬光大。年近古稀，罗天益仍谨遵师命，孜孜于学术研究，将老师的著作刊行出版。砚坚面对罗天益的执着，感慨地说：李东垣的学问，终于找到了托付的人啊！

我们从李杲、罗天益师徒的深情厚谊中可以看出，为师的要对学生传真道，爱护学生，学生也应该尊师爱师。如果对教授你知识技能的老师缺乏足够的尊重，而是单方面要求对方倾心传授，那是不可能的。为人之道，在于你尊重他人、帮助他人，这样才能得到他人的帮助。如果处处以自己为中心，缺乏对师长、对他人必要的尊重，就不可能获得他人的无私帮助。通过李杲师徒感人的事迹，我们要学会与人为善，尊敬师长，不断提高自己的人文素养。

第二单元 医籍序跋

七、《汉书·艺文志》序及方技略

昔仲尼没而微言绝，七十子丧而大义乖。故《春秋》分为五，《诗》分为四，《易》有数家之传。战国从衡，真伪分争，诸子之言纷然淆乱。至秦患之，乃燔灭文章，以愚黔首。汉兴，改秦之败，大收篇籍，广开献书之路。迄孝武世，书缺简脱，礼坏乐崩，圣上喟然而称曰："朕甚闵焉！"于是建藏书之策，置写书之官，下及诸子传说，皆充秘府。至成帝时，以书颇散亡，使谒者陈农求遗书于天下。诏光禄大夫刘向校经传、诸子、诗赋，步兵校尉任宏校兵书，太史令尹咸校数术，侍医李柱国校方技。每一书已，向辄条其篇目，撮其指意，录而奏之。会向卒，哀帝复使向子侍中奉车都尉歆卒父业。歆于是总群书而奏其《七略》，故有《辑略》，有《六艺略》，有《诸子略》，有《诗赋略》，有《兵书略》，有《术数略》，有《方技略》。今册其要，以备篇籍。

《黄帝内经》十八卷 　　　　《外经》三十七卷

《扁鹊内经》九卷 　　　　　《外经》十二卷

《白氏内经》三十八卷 　　　《外经》三十六卷

《旁篇》二十五卷

右医经七家，二百一十六卷。

医经者，原人血脉、经落、骨髓、阴阳、表里，以起百病之本，死生之分，而用度针石汤火所施，调百药剂和之所宜。至剂之得，犹慈石取铁，以物相使。拙者失理，以愈为剧，以生为死。

《五藏六府痹十二病方》三十卷 　　《五藏六府疝十六病方》四十卷

《五藏六府瘅十二病方》四十卷 　　《风寒热十六病方》二十六卷

《泰始黄帝扁鹊俞跗方》二十三卷 　《五藏伤中十一病方》三十一卷

《客疾五藏狂颠病方》十七卷 　　　《金创疭瘈方》三十卷

《妇人婴儿方》十九卷　　　　　《汤液经法》三十二卷

《神农黄帝食禁》七卷

　　右经方十一家，二百七十四卷。

　　经方者，本草石之寒温，量疾病之浅深，假药味之滋，因气感之宜，辩五苦六辛，致水火之齐，以通闭解结，反之于平。及失其宜者，以热益热，以寒增寒，精气内伤，不见于外，是所独失也。故谚曰："有病不治，常得中医。"

《容成阴道》二十六卷　　　　　《务成子阴道》三十六卷

《尧舜阴道》二十三卷　　　　　《汤盘庚阴道》二十卷

《天老杂子阴道》二十五卷　　　《天一阴道》二十四卷

《黄帝三王养阳方》二十卷　　　《三家内房有子方》十七卷

　　右房中八家，百八十六卷。

　　房中者，情性之极，至道之际，是以圣王制外乐以禁内情，而为之节文。传曰："先王之作乐，所以节百事也。"乐而有节，则和平寿考。及迷者弗顾，以生疾而殒性命。

《宓戏杂子道》二十篇　　　　　《上圣杂子道》二十六卷

《道要杂子》十八卷　　　　　　《黄帝杂子步引》十二卷

《黄帝岐伯按摩》十卷　　　　　《黄帝杂子芝菌》十八卷

《黄帝杂子十九家方》二十一卷　《泰壹杂子十五家方》二十二卷

《神农杂子技道》二十三卷　　　《泰壹杂子黄冶》三十一卷

　　右神仙十家，二百五卷。

　　神仙者，所以保性命之真，而游求于其外者也。聊以荡意平心，同死生之域，而无怵惕于胸中。然而或者专以为务，则诞欺怪迂之文弥以益多，非圣王之所以教也。孔子曰："索隐行怪，后世有述焉，吾不为之矣。"

　　凡方技三十六家，八百六十八卷。

　　方技者，皆生生之具，王官之一守也。太古有岐伯、俞跗，中世有扁鹊、秦和，盖论病以及国，原诊以知政。汉兴有仓公。今其技术暗昧，故论其书，以序方技为四种。

【助读与拓展】

1.微言与焚书

　　班固是东汉时期著名的史学家，与司马迁并称"马班"，或者"班马"。他的史学著作《汉书》承继《史记》又有所创新，比如将"世家"并入"列传"，将"书"改为"志"，并新增刑法志、五行志、艺文志、地理志等。其中"艺文志"记载了图书的收藏情况，《汉书》之后的史书多有仿效，《隋书》《旧唐书》中改称"经籍志"，性质是一样的。《汉书·艺文志》序可以称为先秦至西汉学术史的大纲，概述了周秦汉时期图书典籍播迁的历史。

春秋时期，孔子去世之后，他的微言就断绝了。所谓"微言"，是指孔子的那些含义深远精妙的言论。孔子在修订《春秋》时，用了很多"微言"，比如"郑伯克段于鄢"，只用了六个字来记述一件事情，言简而意赅。经过左丘明等人的注释补充，我们知道了事情的详情：郑伯即郑庄公，与共叔段是亲兄弟。由于郑庄公出生时脚先出来，使得母亲武姜受到惊吓，给他取名"寤生"，意思是逆产。为此武姜很厌恶他，而喜欢小儿子共叔段，还帮助共叔段与郑庄公争夺君位。郑庄公先是故意纵容共叔段，最终在鄢城打败了他。那么"郑伯克段于鄢"这六个字有什么深远的含义呢？称"郑伯"而不称"庄公"，是讥讽他对弟弟失教；称"段"而不称"弟"，是批评共叔段不遵守做弟弟的本分；用"克"而不用"伐"，是说兄弟俩如同两个国君一样争斗。字字有深意，这就是"春秋笔法，微言大义"。再比如梁国君主喜好建造华丽的城池与宫殿，屡次大兴土木，百姓苦不堪言，为此在秦国袭击梁国时，民众溃散。那么，到底是秦国灭掉了梁国，还是梁国自取灭亡呢？对于这件事情，《春秋》的记载是"梁亡"，孔子用一个"亡"字含蓄地表达了对梁国君主的批判。

可惜这种"微言大义"写史笔法并没有被继承下来，孔子的弟子们去世之后，对于儒家经典的理解就分成了不同的派别，对《春秋》的传注就有五家：左丘明的《左传》、公羊高的《公羊传》、谷梁赤的《谷梁传》，邹氏传和夹氏传没有流传下来。《诗经》分为齐、鲁、韩、毛四家，齐、鲁指齐国人辕固生和鲁国人申培，韩、毛指燕国人韩婴、鲁国人毛亨和赵国人毛苌。现在我们看到的主要是毛氏《诗经》。对《周易》的解读有施仇、孟喜、梁丘贺等数家。到了战国时期，有合纵、连横的不同政治派别。合纵，指六国联合起来以对抗秦国；连横，则是秦国联合六国中的几个，以进攻其他国家。主张合纵的苏秦和主张连横的张仪都是鬼谷子的传人，为师兄弟。同门之间主张各异，所以说当时丧失了判断是非对错的标准，真假言论不断分辩争斗，诸子各家混乱错杂，各成一派。

到了秦朝，烧毁了文献典籍，以使百姓变得愚昧。秦始皇为什么要焚书呢？这还得从一次宴会说起。有一次，秦始皇在咸阳宫内大摆宴席，70位博士都献上祝寿词。其中仆射周青臣赞扬秦始皇功业传万代，无人能匹及。博士淳于越却说，所有的事情都应该师法古人，否则难以长久，希望始皇采用商周分封制，来避免更大的过失。既然有了分歧，那么就让大臣们讨论一下吧。于是丞相李斯提出焚书，他认为，时代变化，社会情况也不同，不该一味学习古人。如今的学者都喜欢厚古薄今，让老百姓无所适从，所以一定要禁止，不能让他们妄议朝政。怎么做呢？就是焚书，凡不是记述秦国历史的典籍全部焚毁，除了博士官署所掌管的之外，天下如果敢有收藏《诗》《书》以及诸子百家著作的，全都送到地方官那里去烧掉。有敢在一块儿谈议《诗》《书》的处死，然后扔在街市上示众，以儆效尤。有以古代言论来诽谤当世的，满门抄斩。假如有官吏知道而不举报的，以同罪论处。命令下达30天仍不烧书的，黥为城旦。黥指黥刑，就是在犯人脸上刺字，然后涂上墨，既是对犯人肉体的惩罚，有的深可及骨，也是一种羞辱。城旦是秦汉时的一种刑罚名，夜里筑长城，白天防敌寇。这里是说黥刑后被罚去做城旦，可见对于私藏诸子百家及经史类书籍的惩罚很重。不过，焚书政策中并没有焚烧医药、占卜、种植之类的书。

2.校书两父子

在中国文献学的历史上，有非常著名的父子俩——刘向、刘歆。他们不仅在经学研究方面成就卓著，而且还先后总领了西汉后期的大规模图书整理工作。

汉代建立以后，吸取秦朝二世而亡的教训，实行休养生息的政策。在文化建设方面，改变秦朝焚书的弊病，大规模收集图书，广开献书的路径。到汉武帝时，书籍残缺，竹简脱落，没有文化怎么建设礼乐制度，维持社会秩序呢？所以汉武帝叹息道："朕非常忧虑！"于是政府公布了藏书的政令，设置了抄书的机构，上自儒家经典，下至诸子百家的著作都抄录整理好，放到皇家藏书处。到汉成帝时，因为散落在民间的书籍还很多，所以让主管宾客接待事宜的官员陈农到民间收书。至此，经过多位皇帝多年的努力，政府藏书有了一定的规模，于是开始整理这些藏书，领导者即是刘向。

刘向是汉高祖刘邦异母弟楚元王刘交的四世孙，汉宣帝时为谏大夫，汉元帝时任宗正，因为反对宦官弘恭、石显下狱，免为庶人。汉成帝即位后，任光禄大夫。刘向是经学家，以研究《春秋谷梁传》出名；也是文学家，著有《新序》《说苑》《列女传》等。刘向领导的图书整理工作，首先将图书分成六大类，由相关方面的专家负责各类：刘向校经传、诸子、诗赋三大类，步兵校尉任宏校兵书，太史令尹咸校数术，太医李柱国校方技。所谓"校"，指校勘，最早称校雠或雠校，即拿同一部书的不同版本或与此书相关的文献进行比较核对及分析推理，最终发现并纠正古籍在流传过程中所产生的错误。每校完一部书，刘向都会将其篇目分条列出，摘录该书的内容要旨，介绍校勘的大致经过和作者情况，并对书籍进行评价，写成一篇《叙录》呈报给皇帝。后来，刘向将各书叙录汇总到一起，编成《别录》，可惜没有流传下来。

整理图书的工作还没完成，刘向就过世了。此时的皇帝已经从汉成帝变成了汉哀帝，哀帝让刘向的儿子刘歆子承父业，继续领导校书工作。刘歆在学术方面的成就，一点也不逊于其父。他精通经学，力倡古文经。而他最为后世称道的学术成就，正是在这次校书活动中所取得的。刘向校书时，刘歆已参与其中，后来，他汇总群书撰写出我国历史上第一部图书分类目录《七略》，有《辑略》《六艺略》《诸子略》《诗赋略》《兵书略》《术数略》《方技略》。略，义为类。七略，从名称上看，应为七类，但实际上只有六类，因为"辑略"只是各略大序的汇集，并无对图书的具体分类。将图书分为六类，并非刘歆个人的主观意识。首先，早在刘向领导校书时，就已经将图书分为经传、诸子、诗赋、兵书、数术、方技六类，然后由各个专家负责相应图书的整理。所以说，刘歆在《七略》中对图书的分类是对刘向等人工作的总结。其次，六分法也反映了当时学术发展的情况，比如《六艺略》即刘向所分的经传类，这类图书主要是儒家经典，《六艺略》居首位，说明儒家思想为当时的统治思想。刘向、刘歆父子所处的汉成帝、汉哀帝时期，正是汉武帝"罢黜百家，独尊儒术"之后，儒家思想已经占据统治思想地位。其他能够独立成为一类的，说明这类图书在当时数量较多、价值较大。总之，六分法作为我国最早的图书分类方法，与后来的四分法一起，成为我国封建时代主要的图书分类方法，对后世的图书分类产生了深远的影响。《汉书·艺文志》即是选取《七略》的主要内容编成的，所以，虽然《七略》早就散佚了，但是今天仍然可以通过《汉书·艺文志》了解它的大致面貌。刘歆也因为在学术方面的突出贡献，被章太炎称为"孔子以后的最大人物"，被顾颉刚称为"学术界的大伟人"。

3.医经与经方

《汉书·艺文志》承接《七略》而来，将图书分为六大类，大类下又分小类，每类都是先列书名、卷数，然后用短短数语对该类进行定义或阐述。最后一大类为"方技"，即医药方面的书。方技类下分医经、经方、房中和神仙四小类。

医经类有七家，既有《黄帝内经》，也有《黄帝外经》，还有《扁鹊内经》《扁鹊外经》等。现在我们能见到的只有《黄帝内经》了，而且还是"残卷"，第七卷在梁时就已经遗失了。这也说明古书的保存和流传十分不易。那么，什么是"医经"呢？医经是推究人的血脉、经络、骨髓、阴阳、表里的本源，阐发各种疾病病因的理论。这里特别提到中医基础理论的常见术语，如血脉、经络、阴阳、表里等，中医经典就是对这些理论本源的探讨，来阐发不同疾病的病因病机。了解病因病机的目的是判断病人的生死。对于疾病轻重、死生的判断，是行医过程中的关键一环。华佗作为名医，也不能治愈所有疾病。《华佗传》记载了十几个病案，但治愈的只有一半左右，还有一半是未进行诊治，或者直接判断为不治之症，但华佗仍不失为名医。判断能否治愈疾病，以及治疗效果如何，是一个医生必不可少的能力。确定病人能够救治之后，医生需要考虑用哪些方法进行治疗，针刺、砭石还是汤药、艾灸，并调制出所适用的药剂。最好的药剂，就像磁铁石吸铁一样，能够发挥药物之间的相互作用，但拙劣医生却违背医理，把能够痊愈的病人越治越严重，把本来能救活的人给治死。

经方，即中药方剂类书籍。当时既有针对具体疾病的经方，如针对痹证、疝、瘅、痃瘕（即手足痉挛抽搐）等治疗的方剂，而且研究比较深入，有三四十卷之多；也有针对不同群体的治疗经方，如《妇人婴儿方》；还有以前代名医命名的经方，如《泰始黄帝扁鹊俞拊方》；又有食疗方面的经方，如《神农黄帝食禁》，即饮食禁忌。《汤液经法》据传为伊尹所作，钱超尘等学者认为，医方之祖的《伤寒论》可能源于《汤液经法》。

经方是依据药物具有偏寒偏热的特性，通过对疾病深浅的把握，借助药物所具有的气与味的不同，以及相互之间的相生、相克关系，再依据四时之气对人体感应的适宜情况，辨别药物之性是偏胜于气还是偏胜于味的不同，最终制成不同功能的药剂，用来疏通闭塞，解开郁结，使人体恢复到正常的阴阳平衡状态。但是那些不谙熟药物性味功能的医生，用热性药治疗热病，用寒性药治疗寒证，使正气在体内受到损伤，却不表现于体表，这是特别失误的地方。所以有谚语说："有病不治，常得中医。"中医，指中等水平的医生。这样的医生即使不能治愈疾病，也不至于治坏病人，其居良工与谬工之间，故曰中医。钱大昕《汉书辨疑》说："今吴人犹云不服药为中医。"表达了人们对庸医的不满：我不去治疗也好过碰到一个庸医呢！

关于药物的性味之说，早在《周礼》中就曾提出五味、五谷、五药养其病的理论。五药指草、木、虫、石、谷五类药物，一般用"草石"代称所有药物。同时，在五类药物中草类是最多的，所以中药通常以"草"来指代，中药书籍也常用"本草"来指称，像《神农本草经》《新修本草》《本草纲目》等。中药的药性通常概括为"四性五味"。四性亦称四气，指药物应天之四时而具有的温、热、凉、寒四种不同属性。以阴阳来分类，气为阳，温、热为阳中之阳；寒、凉为阳中之阴。其实，在古代也还有三分法：寒凉、温热和平性。因为四分法更深入人心，所以大家通常称四性。五味是指五行之味，分别是木味酸，火味苦，土味甘，金味辛，水味咸，五味各有不同功效，如酸收，苦坚，甘缓，辛散，咸软。用阴阳来分类，味出自地为阴，辛、甘具有发散的功能，为阴中之阳，酸、苦、咸具有收涩、下行的功能，为阴中之阴。

4.房中与神仙

古代中医文献分为医经、经方、房中和神仙四种。前两种相当于现代的中医经典理论文献及中药方剂类文献，那后两种该如何理解呢？

房中，即房中术，为古代的性医学。因为男女交合在夜间，夜间为阴，所以把快乐而有节制的交合之术也称为"阴道"，后来发展为怎样通过男女交接之术来养生延年，当然也包括通过房中术来养护阳气和育子，如《三家内房有子方》。班固对房中的阐释只有八个字：情性之极，至道之际。性情之极，是强调性生活是人类感情中体现最深刻的。至道，自然界最高深的道理。为什么说男女之间的性生活体现了"至道"呢？天阳气，地阴气，天地之气相合而产生了丰富多彩的万事万物，天地阴阳痞隔不通就会出现灾难。男为阳，女为阴，男女阴阳交合，人类得以生生不息，所以说，男女的交合事关人类的繁衍，犹如天地之气相合而生万物。乐而有节的性生活才符合自然规律，因为性生活是人的情感中表现最突出的，容易让人纵欲伤身，所以前代帝王就制定出相应的礼乐制度来约束人内在的情欲，并为人类的性生活制定了礼仪。《左传》指出："先王制定礼乐，是用来节制各种事情的。"如果性生活快乐而又符合礼仪，则能使人气血平和，寿命长久。但是沉迷于其中的人并不顾及，因此才会产生疾病以至于伤及生命。《秦医缓和》中的晋平公就是因沉溺女色而丧身殒命。

令人诧异的是，在我们认识里，古代都是"谈性色变"，为何这里却很自然地谈男女之性呢？其实，古人很早就已经认识到饮食和性生活是人类的最基本欲望，如《礼记》中孔子说："饮食男女，人之大欲存焉。"告子也曾指出："食色，性也。"据考察，中国古代房中术约形成于距今2000年以前的先秦时期，是世界最早的性医学。记述西周至春秋时期生活的《诗经》，就保留了许多婚姻及爱情生活的诗篇。两汉及唐代，"男女授受不亲"的儒家思想并未影响到人们的日常生活，虽然朝代更替，但性风俗还是很开放的。宋明时期，理学兴起，过分强调"存天理，灭人欲"与"饿死事小，失节事大"，逐渐加强了对人们情欲的控制，如对女性贞节的称颂、贞节牌坊的兴起等，这无疑是对人的正常生理需要进行的限制乃至扼杀。这种思想影响深远，到了清代，房中术逐渐消亡，人们也渐渐"谈性色变"，从而让人感觉似乎几千年来中国就是性封闭、性压抑及性无知。其实，对比汉代卓文君与宋代李清照的遭遇，即可见二者所处社会氛围的变化。孀居的卓文君因一曲《凤求凰》，与才子司马相如私奔，当时被传为佳话；李清照在孤苦无依、走投无路时再嫁，却受到许多士大夫的攻击。可见，对于人们正常的生理需求，在宋代之后开始逐渐变得严苛。

另一种要正确认识的中医内容是神仙。"神仙"也称杂子或杂子道，指神仙家修身养性以求长生甚至幻想想羽化升天的方法。人生活在天地之间，外有风雨寒热等邪气的侵袭，内有饮食五味、七情忧伤的损害。特别是生活在名利场的官宦士绅，荣华利禄耗神，妻妾美色伤精，神扰动则伤精，精伤则人亡，所以在追求神仙之术的人看来，尘世间的纷扰是人不能延年益寿甚至羽化成仙的根本原因。纵欲耗精伤身，名利、七情耗神损精，都影响人的生命健康，这是早期的中医学把房中与神仙归于方技的原因。既然尘世间的忧劳伤神，美色伤精，那么解决之道自然是到人烟罕见的大自然中去寻求健身延年的真谛，所以班固指出，在人迹罕至的深山老林中，没有相互的攀比，可以净化人的意念，让人们的内心归于平静，再把天地人看作一体，生与死都是自然变化的基本规律，这样内心就再也没有了对死亡的恐惧。心神安和则形神相亲，形神安和则身体健康，体健则能活尽人的天年。如果一门心思炼制丹药，幻想能通过服食丹药而羽化升天，长生久视，则不免欺世盗名，所以班固指出，那些专门以长生不死为追求的人，创造出各种奇奇怪怪的求仙理论与方法，那就违背了养生之道。班固的这种认识跟孔子的观点是一致的，孔子曾经说过："求隐暗之事，行怪异之道，后世会有人遵循，但我不会那样做。"

医经是治病延年的理论；经方是祛除疾病的方剂；房中是关于性生活和谐、避免纵欲伤精的技术；"神仙"则是避免尘世间烦扰，保持生命的纯真，以求延年益寿。这四类的目的都是让人祛除疾病以尽天年。所以说，方技之学，是使人的生命能得以延续的工具，是帝王官员的一种职守。上古时期有岐伯、俞跗，中古有扁鹊、医和，这些名医都是通过对病情的探讨和溯源来了解国情及政事的，汉代建立后名医有仓公，现在他们技术被淹没，所以把他们的著作加以整理，按顺序把方技排列为四种。

八、《伤寒杂病论》序

论曰：余每览越人入虢之诊、望齐侯之色，未尝不慨然叹其才秀也。怪当今居世之士，曾不留神医药，精究方术，上以疗君亲之疾，下以救贫贱之厄，中以保身长全，以养其生。但竞逐荣势，企踵权豪，孜孜汲汲，惟名利是务，崇饰其末，忽弃其本，华其外而悴其内。皮之不存，毛将安附焉？卒然遭邪风之气，婴非常之疾，患及祸至，而方震栗。降志屈节，钦望巫祝，告穷归天，束手受败；赍百年之寿命，持至贵之重器，委付凡医，恣其所措。咄嗟呜呼！厥身已毙，神明消灭，变为异物，幽潜重泉，徒为啼泣。痛夫！举世昏迷，莫能觉悟，不惜其命，若是轻生，彼何荣势之云哉？而进不能爱人知人，退不能爱身知己，遇灾值祸，身居厄地，蒙蒙昧昧，惷若游魂。哀乎！趋世之士，驰竞浮华，不固根本，忘躯徇物，危若冰谷，至于是也。

余宗族素多，向余二百。建安纪年以来，犹未十稔，其死亡者，三分有二，伤寒十居其七。感往昔之沦丧，伤横夭之莫救，乃勤求古训，博采众方，撰用《素问》《九卷》《八十一难》《阴阳大论》《胎胪药录》，并平脉辨证，为《伤寒杂病论》，合十六卷。虽未能尽愈诸病，庶可以见病知源。若能寻余所集，思过半矣。

夫天布五行，以运万类；人禀五常，以有五藏。经络府俞，阴阳会通，玄冥幽微，变化难极。自非才高识妙，岂能探其理致哉？上古有神农、黄帝、岐伯、伯高、雷公、少俞、少师、仲文，中世有长桑、扁鹊，汉有公乘阳庆及仓公。下此以往，未之闻也。观今之医，不念思求经旨，以演其所知，各承家技，终始顺旧。省疾问病，务在口给，相对斯须，便处汤药。按寸不及尺，握手不及足；人迎趺阳，三部不参；动数发息，不满五十。短期未知决诊，九候曾无仿佛；明堂阙庭，尽不见察，所谓窥管而已。夫欲视死别生，实为难矣。

孔子云：生而知之者上，学则亚之。多闻博识，知之次也。余宿尚方术，请事斯语。

【助读与拓展】

1.惜世之叹

张仲景生活在动乱频仍、疫疠流行的东汉末期，作为一个以仁术救民的大医，他对于当时的缙绅贵族孜孜于功名利禄，而不能用医术上疗君亲之疾、下救百姓的疾苦非常地感伤与忧闷。他在《伤寒论》的序文中指出，他不止一次地阅读《史记》中关于古代名医扁鹊的记载，对扁鹊治疗虢国太子和诊断齐侯的案例心向往之，每每感叹扁鹊才华出众，使很多病人免于夭殃。然身处灾难深重的汉末之际，读书人竟然不留心学习医学理论，研究治病祛疾的医方技术。掌握医术对上可治疗君主父母的疾病，对下可救贫贱百姓于困厄之境，对自己呢也可以保全身体，健康长寿。那么，当时的读书人不爱学医都干什么去了呢？追名逐利。他们非但不留心医药知识，深入探求方药理论，反而竞相追逐荣华权势，仰慕权贵豪门，孜孜以求的只有名利地位，崇尚修饰的是那些不重要的东西，却将身体这个根本忽略抛弃，让自己的外表看起来华贵，身体却憔悴。最后，身体垮掉了，荣华富贵又有什么用呢？所以说：皮之不存，毛将安附？张仲景认为，身体之于名利，就像皮之于毛，没有皮了，毛将无所附着；身体不行了，再多的名利地位又有什么用处呢？不爱惜自己的生命，一味追求外在浮华的人，突然被外来邪气侵袭，染上严重疾病，灾祸到来的时候，才感到震惊与战栗。毫无办法的病人，只能想到两条途径，或者降低身份，满怀恭敬之情期望巫祝的祈祷；或者将非常宝贵的身体交给那些庸医，任凭他们处置。但最终结果是一样的，虽然各种办法都用尽，但只能归于天命，束手待亡。身体死亡后，精神也随之消灭，被深埋于九泉之下，只能让亲人为之白白哭泣。这是多么令人悲痛的事情啊！社会上的人都不明白生命的真谛，没有谁因为这种现象而醒悟，认识不到身体的重要，不懂得珍惜生命，而是一味追求荣华富贵。如此轻视生命，又谈什么荣华权势呢？即使是进身为官，没有好的身体，也就不能爱护百姓，了解百姓疾苦；就是为民，也无法爱护身体，了解自己，碰到灾祸，身体处于困厄的境地，便会迷迷糊糊，愚蠢地像游魂一样。"进""退"，犹儒家所说的"达""穷"。道路通达，就可以进身为官，来实现自己的理想，即达则兼济天下，救济天下万民。如果无法实现为官之路，穷则独善其身，修养自身。张仲景痛心地感叹：悲哀啊！社会上那些为名利奔走的读书人，竞相追逐虚浮的繁华，忘却身体去追求外物，危险的像面临深山绝谷，稍不留神就会堕入深渊；又像行走在薄薄的冰面之上，随时会堕冰溺亡。竟然到了如此严重的程度啊！

2.建安疫情

张仲景家原是一个大家族，本来有两百多人。古代有宗族，也就是同宗之族，与自己同姓的亲人，如叔伯、堂兄弟等都算是一大家族。建安纪年（196）以来，不到十年的时间，家族中死亡的就有三分之二，其中死于伤寒的有十分之七。看来，当时整个社会流行伤寒，并且非常严重。正是因为建安年间疫疠流行，才诞生了不朽的巨著《伤寒杂病论》。

建安是汉献帝刘协的年号。东汉末年，不但诸强割据，连年征战，且瘟疫频发。记载比较多的、较大的疫情有建安十三年和建安二十二年两次。建安十三年不仅疫疠流行，这一年还发生了历史上著名的赤壁大战。曹操率二十万大军乘船顺江而下，与东吴的周瑜、西蜀的刘备军队相遇于赤壁。周瑜采用部下黄盖的计谋，孙刘联军大破曹军，烧毁了大量的曹军舟船。此役之后，基本上形成了孙权占据东吴、刘备西居蜀地、曹操退居北方的三国鼎立局面。赤壁之战，曹操失败的重要原因之一就是瘟疫。《三国志·武帝纪》《资治通鉴·汉纪》都记载，当时曹操军队已经有疾病流行，与孙权、刘备联军刚一交战便失利，只能带领军队驻扎在江边。刘备、周瑜联军追赶至南郡，曹操军队因为饥饿与疾病流行，死亡人数超过大半。

建安二十二年的疫情更加严重。这次疫情中军队丧失战斗力，连重要的官员都身染疾病。如建安二十二年（217），司马朗与夏侯惇、臧霸等奉命征讨吴国，到达居巢后，军队中开始流行瘟疫，司马朗亲自视察，派送医药，因此染病去世，年仅47岁。这场瘟疫不仅在军队中流行，地方百姓也深受其害。在颍川，新上任的太守刚到没多久，疫病就开始扩散，因病而死的百姓不计其数。就连官府中的掾吏也死掉了一多半，以至于太守没办法升堂办公。后来，连太守夫人及儿子都不幸染上瘟疫，只能找隐居的道士来治病。这次疫情对曹魏政治中心许昌也造成较大危害，著名的文人集团建安七子，除了孔融被曹操杀害，阮瑀早年病死，其他几人，徐干、陈琳、应场、刘桢都在这次疫情中死去。这次疫情给社会及百姓带来巨大的灾难，正如曹操诗中所写"出门无所见，白骨蔽平原""白骨露于野，千里无鸡鸣"。

曹植的《说疫气》一文也详细描述了当时疫情之惨状。因为瘟疫流行，导致每一家每一室都有人死亡，有的一门全部死掉，有的甚至整个家族都夭亡。那么多人死亡，便有人认为瘟疫是与鬼神有关。但遭难的多是一些贫穷人家，至于那些富贵之家，则比较少。所以曹植认为，疫病流行是因为阴阳失位，寒暑错时。由于没有任何办法对抗疫情，百姓便在自家门前悬挂画符以希冀躲过灾难。这看似可笑，实际却非常可悲。

张仲景为先前兴旺的家族在不到十年之间就沦落衰败而感伤，悲悯族人因为患伤寒早夭而不能救治，于是发愤图强，"勤求古训，博采众方"，搜集古代经典著作，广泛采纳各家方药理论，如《素问》《九卷》《八十一难》《阴阳大论》《胎胪药录》，并结合自己临床诊脉辨证经验，最终完成了不朽之作《伤寒杂病论》十六卷。张仲景认为，学习了这本书，虽然不能治愈所有疾病，但希望后代医家能够根据其基本原理，遇到类似疾病的时候能够知道病因，对症下药。所以他告诫后人说，若能认真探究他的著作，对于外感疫疠之疾，大多是能够治愈的。

3.仲景论医

天有六气，下生五行，五行随四时而动，故春生，夏长，秋收，冬藏。人体禀受五行之气，有五脏之功能，所以肝合木上应风，心合火上应热，脾合土上应湿，肺合金上应燥，肾合水上应寒。五脏之气发三阴经，属脏络腑；六腑之气发三阳经，属腑络脏。五脏与六腑通过经络相沟通，连络表里，上应天之六气，下合地之五行，所以说人的经络腧穴连络五脏六腑，与天地阴阳相汇通。经络运行气血，连络脏腑与体表，沟通全身各部的通道。经是其中的主要路径，络是旁支。经脉十二，其中有阴有阳，手三阴经从胸走手与手三阳经相会合，手三阳经从手走头与足三阳经会合；足三阳经从头走足，与足三阴经会合，足三阴经从足走胸，三阴经、三阳经交通会合，阴阳之气交汇贯通，如环无端。中间的气府腧穴则是脏腑经络之气输注出入的特殊部位，如人们比较熟悉的合谷、劳宫、涌泉等穴位，可用来治疗疾病，调养身体。

中医的这些理论幽深玄妙，变化多端，难以穷尽。如果不是才学高超、见识高妙的人又怎能探求到其中的道理呢？上古有神农、黄帝及与黄帝论述医学的六臣：岐伯、伯高、雷公、少俞、少师、仲文，中世纪有长桑君、扁鹊，汉代有公乘阳庆、仓公淳于意，他们都是探求到医学奥理的人。自此以后，再也没有大医出现了！当今的医家又是什么样子呢？他们闭塞短视，不考虑通过研读古代医经要旨来扩展自己的医学知识，而是各自承袭家传技艺，始终守着旧有的理论与技法。在望诊的时候，热衷于巧舌如簧，夸夸其谈，只追求口头上应付病人，看了病人几眼便处方开药。脉诊的时候，也是潦潦草草，切按了寸口而不及尺肤；诊了寸口的脉而不诊足部的趺阳脉；颈部的人迎、手部的寸口、足部的趺阳三部的脉象不能互相参验；医生根据自己的呼吸诊病人脉搏跳动的次数不满五十。病人已经处于病危将死的时刻，医生还没有明确诊断，人迎、寸口、趺阳三部的脉象还很模糊。望诊方面，鼻子、两眉之间、前额这些重要的部位都没有观察，挂一而漏万。如此还希望像先贤那样能够准确诊断病人可治还是不可治、是死还是能救活确实很难啊！

张仲景痛感当时的读书人"惟名利是求"，不深入研究医药养生之术。医者也是医术不精，切脉不全，望诊不周，轻忽人命。他决心秉承儒者仁心，并引用孔子的话以明心志：生下来就懂事理的人为上，通过学习而懂事理的人次之。通过多听多记而懂事理的，其智力又次一等。我一向喜欢医方技术，虽然不是天生聪明的人，但是我要勤学苦记，一定要用医术解除民众的疾苦，请允许我以孔子的话为准则，践行自己的诺言。

九、《黄帝内经素问注》序

夫释缚脱艰，全真导气，拯黎元于仁寿，济羸劣以获安者，非三圣道，则不能致之矣。孔安国序《尚书》曰："伏羲、神农、黄帝之书，谓之三坟，言大道也。"班固《汉书·艺文志》曰："《黄帝内经》十八卷。"《素问》即其经之九卷也，兼《灵枢》九卷，乃其数焉。虽复年移代革，而授学犹存。惧非其人，而时有所隐，故第七一卷，师氏藏之，今之奉行，惟八卷尔。然而其文简，其意博，其理奥，其趣深。天地之象分，阴阳之候列，变化之由表，死生之兆彰。不谋而遐迩自同，勿约而幽明斯契。稽其言有征，验之事不忒。诚可谓至道之宗，奉生之始矣。

假若天机迅发，妙识玄通。藏谋虽属乎生知，标格亦资于诂训，未尝有行不由径，出不由户者也。然刻意研精，探微索隐，或识契真要，则目牛无全。故动则有成，犹鬼神幽赞，而命世奇杰，时时间出焉。则周有秦公，汉有淳于公，魏有张公、华公，皆得斯妙道者也。咸日新其用，大济蒸人，华叶递荣，声实相副。盖教之著矣，亦天之假也。

冰弱龄慕道，夙好养生，幸遇真经，式为龟镜。而世本纰缪，篇目重叠，前后不伦，文义悬隔，施行不易，披会亦难。岁月既淹，袭以成弊。或一篇重出，而别立二名；或两论并吞，而都为一目；或问答未已，别树篇题；或脱简不书，而云世阙。重《合经》而冠《针服》，并《方宜》而为《咳篇》；隔《虚实》而为《逆从》，合《经络》而为《论要》；节《皮部》为《经络》，退《至教》以先《针》。诸如此流，不可胜数。且将升岱岳，非径奚为？欲诣扶桑，无舟莫适。乃精勤博访，而并有其人。历十二年，方臻理要，询谋得失，深遂夙心。时于先生郭子斋堂，受得先师张公秘本，文字昭晰，义理环周，一以参详，群疑冰释。恐散于末学，绝彼师资，因而撰注，用传不朽。兼旧藏之卷，合八十一篇二十四卷，勒成一部。冀乎究尾明首，寻注会经，开发童蒙，宣扬至理而已。

其中简脱文断，义不相接者，搜求经论所有，迁移以补其处；篇目坠缺，指事不明者，量其意趣，加字以昭其义；篇论吞并，义不相涉，阙漏名目者，区分事类，别目以冠篇首；君臣请问，礼仪乖失者，考校尊卑，增益以光其意；错简碎文，前后重叠者，详其指趣，削去繁杂，以存其要；辞理秘密，难粗论述者，别撰《玄珠》，以陈其道。凡所加字，皆朱书其文，使今古必分，字不杂糅。庶厥昭彰圣旨，敷畅玄言，有如列宿高悬，奎张不乱，深泉净滢，鳞介咸分。君臣无天枉之期，夷夏有延龄之望。俾工徒勿误，学者惟明，至道流行，徽音累属，千载之后，方知大圣之慈惠无穷。

时大唐宝应元年岁次壬寅序。

【助读与拓展】

1.《内经》亦大道

东汉班固的《汉书·艺文志》著录了当时的中医著作有《黄帝内经》十八

卷，不久，该书就分成两部分而分别流传。东汉末年张仲景著《伤寒杂病论》，他在序文中指出，他参考了《素问》《九卷》《八十一难》等中医经典著作。大约在张仲景去世时出生的晋代医家皇甫谧，他在《针灸甲乙经序》中指出，现在社会上流传的《素问》九卷、《针经》九卷，就是班固所记载的《黄帝内经》十八卷。后代学者一般认为，《九卷》是《针经》九卷的别名，到了唐代，王冰又把《素问》之外的九卷叫《灵枢》。现今所知最早对《素问》进行注解的是南北朝时期南朝梁的医家全元起的《素问训解》。遗憾的是，该书在北宋以后逐渐失佚，所以王冰对《素问》的注解，是现传最早的《素问》注本。王冰的序文从《黄帝内经》一书的学术价值入手，盛赞该书在保全民众生命方面的巨大意义，以及学习先圣著作必须要具备训诂学的知识。同时他也指出了《黄帝内经》在流传过程中出现的诸多讹误，最后交代了自己所做的工作及整理的意义。

文章开篇，王冰从三个圣人引入，说明了圣人之道对于百姓健康的重要作用。解除疾病的束缚与困苦、保全真精、疏导元气、使瘦弱多病的人获得安康，除了三圣理论，再也没有其他的方法了。三圣是伏羲、神农、黄帝，他们的书被称为"三坟"。孔子的后裔，西汉时期著名的古文经学家孔安国在《尚书序》中说："伏羲、神农、黄帝之书，谓之《三坟》，言大道也。少昊、颛顼、高辛、唐、虞之书，谓之《五典》，言常道也。八卦之说，谓之《八索》，求其义也。九州之志，谓之《九丘》；丘，聚也，言九州所有，土地所生，风气所宜，皆聚此书也。"孔安国认为，三皇之书是"三坟"，讨论的是大道；五帝之书是"五典"，讨论的是常道；八卦之说是《八索》；九丘就是九州，指九州所有东西，土地上所产，所适宜的气候等都汇聚成书。总之，三坟、五典、八索、九丘都是指古代的典籍，能读这些书的人，必然是学识渊博之士。王冰认为，《黄帝内经》属于"三坟"，讲的是重大的理论，渊源久远。班固《汉书·艺文志》中记载了《黄帝内经》十八卷，《素问》即其中的九卷，再加上《灵枢》九卷，就是《黄帝内经》十八卷之数了。《黄帝内经》自诞生以来，历经了朝代的变迁和时代的更替，是古代医家用它授徒而使这部书得以流传下来。古人授学传艺，强调非其人毋教，非其人毋授。如果不是适合学习的人，不尊师重教，甚至心术不正，以所学技术谋财害命的人都不适合传授，所以医家在没有遇到合适之人传授的时候，往往出现把《黄帝内经》重要篇章隐藏起来的情况。旧有的第七这一卷，就被管理教育的官员藏了起来，故现在社会上流行的就只有八卷了。不过，即使是这样不完整的《素问》，仍然不失它的魅力和价值。其行文简练，内容广博，道理深奥，旨趣深远。《黄帝内经》的内容不只是医学，还有很多自然、地理、社会、音乐、植物、生理等方面的知识，可以说是一部关于生命的百科全书。其中不但分析了天地之间的各种现象，还罗列了阴阳的各类证候，揭示了事物变化的缘由，彰显了生死的征兆。不用谋划，远近的道理自然相同；不用约定，有形与无形的事物完全符合。中医有天人相应的文化特色，人体的五脏六腑、经络腧穴等都是放在整个人体和天地自然之间来讨论的；其言论都有根据，经过临床检验没有任何差错。所以，《黄帝内经》这部著作，真正可以称得上是最高深道理的本源、养生理论的开端。

2.训诂通大道

时有古今，有古语，有雅言；地有南北，有方言，有俗语。古今、南北语言不同，要研读古人的著作，没有沟通古今的训诂学知识就不能很好地理解先圣的思想和理论，唐代的王冰对此有非常深刻的认识。他说，假若一个人天资聪敏，能通晓深奥的道理，这样的人自然生下来就会比别人有更高明的谋断，但如果要正确理解古代文献，还是需要依赖于训诂。

训诂，即训诂学，是一门很古老的学科，主要是利用语言学的基本原理，综合运用文字学、音韵学等学科的知识，阐述古代经典的古语、雅言。文字是由一个一个词构成的，词再组成句子，句子构成文章。先圣的思想与理论是用当时的语言文字记录下来的，后人要想学习了解古人的思想必须从古人的语言开始。所以王冰指出，训诂学是我们学习中医经典的门径，就好像外出要经过门、上山需要通过路一样。

中医的经典著作《黄帝内经》虽然文辞古奥，言简义博，但是只要能够专心致志地钻研，探究其精微之义，一旦认识符合了经典的要旨，就会目牛无全。目牛无全也作"目无全牛"，这个成语出自《庄子·养生主》。庖丁说，他当初刚学杀牛的时候，由于没有掌握牛的结构，看到的牛就是一头完整的牛。经过3年时间对牛的结构分析研究之后，再杀牛的时候，眼里所见就不是一头完整的牛了，而是由皮、肉、筋、骨构成的部件。根据牛的结构分解牛，刀子不会因为乱砍而变钝。这个成语后来比喻经过刻苦钻研使理论或者技术达到了纯熟的地步之后，解决问题就会得心应手，游刃有余。

王冰指出，学习中医理论也是如此，通过训诂掌握了经典的要旨，就能达到技艺精熟的境界。从古至今，对《黄帝内经》的研究从未间断，研究者众多，大家都认为自己的认识才是最符合经典主旨的。那么怎样判断哪家理论是正确的呢？首先，应该是其理解是否符合正确的训诂规范，只有字词意思明确了，才能理解正确，其后的发挥才不至于差之毫厘，谬以千里。其次，是在实践中进行检验，只有真正有效的，才是合理的理解与发挥。因此，古代的名医将这些理论在实际中运用屡有成效，就像鬼神在暗中帮助一样。我们也见过许多这样的医家，感觉他们似乎随手开药就能治愈顽疾，真是如有神助啊！闻名于世的名医，就是这样不断出现的，比如东周扁鹊秦越人，汉代淳于意，汉魏张仲景、华佗等，他们不但在实践中验证了《黄帝内经》的有效性，并且还在实践中对中医的理论和技术不断创新，救助了无数百姓。这些人在中医领域做出显著贡献，就像花和叶子一样交替繁荣，声名与实际相符合。这既是中医传承与教导的显著效果，也真是上天的帮助啊！

3.世本的错漏

王冰在弱冠之年就仰慕医道，平时爱好养生，见到《素问》这部经典著作后非常高兴，便把它作为医学与养生的重要指导与借鉴。当时社会上流行的《素问》传本篇目重叠，前后顺序颠倒，文章内容相差很大，尚且不说根据这些理论行医就非常不易，即使是翻阅领会也很难。而且书籍经过长时间的流传，错误世代沿袭，难以消除。比如，有的篇章重复出现，标了两个不同的题目；有的两篇论述混杂在一处，放在一个篇目之下；有的问答还没结束，又重新开始了新的篇题；有的竹简脱落却未说明其具体情况，只是说世代缺失。在重出的《经合》篇前加上《针服》的篇名，把《异法方宜论》并入《咳论篇》；割裂《通评虚实论》而并入《四时刺逆从论》，把《诊要经终论》并入《玉版论要》；分解《皮部论》而加入《经络论》，把《著至教论》放在后面，而把论述针法的诸篇列在前面。诸如此类的问题，难以一一列举。

面对这样混乱的本子，王冰该怎么办呢？首先，他想到有一个好版本的重要性。就像要去登泰山，没有路径，怎么上去呢？要到扶桑国去，没有船，怎么才能去成呢？想要整理研究《黄帝内经》，就必须得有一个好的版本，这才是达到目标的途径与工具。王冰专心勤勉地广泛访求，终于寻访到了拥有《黄帝内经》善本的人。当时在郭先生的书房里，他得到了已故老师张公的秘藏之本。

秘本文字清晰，道理严谨，用它来参验详究，疑难问题便全部消释了，就像冰水融化一样。经过12年的编次整理，他终于了解了其道理要旨。

王冰反复考虑编次工作所取得的成就，深感完成了早年心愿，了无遗憾。但是他仍十分担心这部经典可能有一天会落到末流无才之人手中，从而断绝了传授学习《内经》的依据，于是他开始进行注释，以使它永传不朽。加上原来所收藏书卷，合起来共81篇24卷，他将其汇总编刻为一部书，希望人们通过研究后面的注释就能明了前面的内容，能够运用注解去领会经义，从而开导启发初学医的人，使最高深的道理能够广泛传布。

从上可见，正是历代学者不断深入探究与钻研，才有了我们现在所见内容相对完善、文字清晰可读的《黄帝内经》传本，也才有了中医药不间断地传承与发展。在中医学的发展中，这些医家或学者做出了卓越贡献，他们以个人的努力为中医药增光添彩，在中医药事业的发展中闪烁着耀眼的光辉。

4.王冰的贡献

王冰对《素问》的内容整理大致有以下几个方面。

首先，由于竹简脱落，导致文字残缺，文章内容不连贯，王冰从相关文献中找到资料，把它们迁移过来补在缺失处。

其次，篇名遗失缺漏，所指的事理不明。王冰仔细推敲其要旨，补充一些文字，使内容更明晰。如《咳论》"五脏各以其时受病，非其时，各传以与之"的下一句，全元起本作"肺先受邪，乘春则肝先受之，乘夏则心先受之，乘至阴则脾先受之，乘冬则肾先受之"。王冰于"肺先受邪"前加上"乘秋则"三个字，变为"乘秋则肺先受邪"，既与下文相照应，也明确指出上文"五脏各以其时受病"的意思，内容更清楚。另外，王冰将全元起注本的许多篇目名称加以改变，如将《十二脏相使》改为《灵兰秘典论》，将《决死生》改为《三部九候论》，将《经合论》改为《离合真邪论》，这些都完全改变了本来的篇名。还有的是在原来篇名的基础上加减几个字，如把《脉要篇》改为《脉要精微论》，把《五脏举痛论》改为《举痛论》。

第三，几篇论述混杂在一起，内容不相牵涉，并且缺漏篇名的，区分事项类属，另立篇名而放在篇首。如从《皮部》里分出部分内容，命名为《经络论》；从《刺禁论》中分出部分内容，取名《宝命全形论》。

第四，君臣之间的问答，在礼节、仪式上有所违背、错乱者，考察其尊卑地位而予以校正，补充一些文字，使文意更明显。如《玉版论要》篇"岐伯对曰：揆度者，度病之深浅也，奇恒者，言奇病也。请言道之至数……"这里的"请言"，全元起本作"谓言"。"请"是请让我来做什么，含有恭敬的意思。而"谓"字是中性词，不含尊卑之意。王冰将"谓"改作"请"，有区别君臣之间尊卑次序的意思，更符合君臣礼仪。

第五，文字颠倒错乱，文句零碎不全，或者前后重复者，详细辨别其内容要旨，删去繁杂，保留其中要点。如《五脏生成》篇中，在列举五脏顺色的时候，王冰整理的内容为："青如翠羽者生，赤如鸡冠者生，黄如蟹腹者生，白如豕膏者生，黑如乌羽者生。"其排列顺序是青、赤、黄、白、黑，显然是以五行相生的顺序排列的。但在《甲乙经》《太素》里，"黑如乌羽"句却是在"青如翠羽"句的后面，说明《素问》旧文并未以五行的生克作为排列顺序。

第六，道理深奥、难以粗浅论述的地方，另外编写《玄珠密语》一书，用以陈述其中的道理。

另外，在篇目顺序方面，王冰还改变了原来的篇目顺序，使其更有条理性和逻辑性。比如全元起注本卷一的七篇篇名为平人气象论、决死生篇、脏气法时论、宣明五气篇、经合论、调经论、四时刺逆从论，里面有脉象、诊脉、五脏之气、五脏配五行、刺法等内容，比较杂乱，使人不太能看懂其中的关系。王冰注本将七篇的篇名更改为上古天真论、四气调神大论、生气通天论、金匮真言论、阴阳应象大论、阴阳离合论、阴阳别论，是从大的方面讲阴阳，讲养生这些内容是中医理论的基础，放在第一卷自然更加合适。

凡是补充的文字，王冰都用红笔书写，使它与古今文字能区分开来而不相混。王冰做了以上工作后，看到自己的成书，是什么感觉呢？他希望自己的整理工作能够让圣人的旨意昭彰，能够让玄妙深奥的经典理论得以广泛传播，就如同众星宿高高悬挂在天上，奎星与张星丝毫不会混乱；深深的泉水澄澈透明，鱼类与甲壳类都区分得清清楚楚。君臣再也没有夭折早死的忧虑，中华民族与少数民族等各族人民都有延长寿命的期望。医生再也不会出现错误，学医的人都对中医理论十分明了，最高深的道理得以流传，《黄帝内经》完善的理论能够代代相传，千秋万代之后，人们都能知道黄帝、岐伯等先圣的恩惠无穷无尽。

十、《本草纲目》序

纪称：望龙光知古剑；觇宝气辨明珠。故萍实商羊，非天明莫洞；厥后博物称华，辨字称康，析宝玉称倚顿，亦仅仅晨星耳。

楚蕲阳李君东璧，一日过予弇山园谒予，留饮数日。予窥其人，睟然貌也，癯然身也，津津然谈议也，真北斗以南一人。解其装，无长物，有《本草纲目》数十卷。谓予曰："时珍，荆楚鄙人也。幼多羸疾，质成钝椎，长耽典籍，若啖蔗饴。遂渔猎群书，搜罗百氏，凡子、史、经、传、声韵、农圃、医卜、星相、乐府诸家，稍有得处，辄著数言。古有《本草》一书，自炎黄及汉、梁、唐、宋，下迨国朝，注解群氏旧矣。第其中舛谬差讹遗漏，不可枚数，乃敢奋编摩之志，僭纂述之权。岁历三十稔，书考八百余家，稿凡三易。复者芟之，阙者缉之，讹者绳之。旧本一千五百一十八种，今增药三百七十四种，分为一十六部，著成五十二卷。虽非集成，亦粗大备，僭名曰《本草纲目》。愿乞一言，以托不朽。"

予开卷细玩，每药标正名为纲，附释名为目，正始也；次以集解、辨疑、正误，详其土产形状也；次以气味、主治、附方，著其体用也。上自坟典，下及传奇，凡有相关，靡不备采。如入金谷之园，种色夺目；如登龙君之宫，宝藏悉陈；如对冰壶玉鉴，毛发可指数也。博而不繁，详而有要，综核究竟，直窥渊海。兹岂仅以医书觏哉？实性理之精微，格物之通典，帝王之秘箓，臣民之重宝也。李君用心嘉惠何勤哉！噫，碔玉莫剖，朱紫相倾，弊也久矣。故辨专车之骨，必俟鲁儒；博支机之石，必访卖卜。予方著《弇州卮言》，恚博古如《丹铅卮言》后乏人也。何幸睹兹集哉！兹集也，藏之深山石室无当，盍锲之，以共天下后世味《太玄》如子云者。

时万历岁庚寅春上元日，弇州山人凤洲王世贞拜撰。

【助读与拓展】

1.李时珍与王世贞

李时珍，字东璧，晚年自号濒湖山人，湖北蕲州人，明代著名医药学家。李时珍的祖父和父亲都是医生，父亲名言闻，字子都，号月池，曾任太医院吏目，也就是仅次于御医的官职。据说，李时珍出生的时候，有白鹿进入室内，一种叫紫芝的灵芝在庭院中生长出来，因此家人都认为这个小孩不同寻常。李时珍也确实表现出色，14岁时考上了秀才，然而之后他参加了3次乡试都没能考中，于是便转而用心学医。李时珍38岁的时候，湖北武昌楚王朱英㷿的儿子得了重病，经过多方治疗仍未见效，最后请李时珍去医治。经过一段时间的精心治疗后，朱英㷿儿子的病情逐渐好转。朱英㷿非常高兴，便任命李时珍为掌祭祀礼节的"奉祠正"，兼管楚王府良医所。3年后，李时珍又被推荐进京任太医院判。但是仅任职一年，他便辞职回乡。

王世贞，字元美，号凤洲，又号弇州山人，苏州府太仓州人，明代著名文学家、戏曲理论家，明嘉靖二十六年（1547）进士，累官至南京刑部尚书，卒赠太子少保。他与李攀龙同为"后七子"领袖，主张"文必秦汉，诗必盛唐"，倡导文学复古运动，可称得上文坛盟主。

李时珍与王世贞，一在湖北，一在江苏；一为医学大家，一为文学巨匠，王世贞为什么会为李时珍的《本草纲目》作序呢？这还要从李时珍年轻时说起。

陈存仁在《李时珍先生年谱》中提道："1540年，先生23岁。赴武昌乡试，还是落选。自遭失败后，就从顾日岩为师，发奋读书有十年之久。同时也专心钻研医学，并教授生徒，为贫民治病，多不取医资。名重一时。"顾日岩，原名顾问，字日岩，是清代文学家顾景星的曾祖父。顾家藏书丰富，李时珍编撰《本草纲目》，不但常请教老师，而且也参考了大量顾家的藏书。李时珍写成《奇经八脉考》一书，特请恩师顾日岩为其作序。后来再写《本草纲目》时，顾日岩便留心找人为其作序了。

李时珍用了近30年时间，终于写完了《本草纲目》这部书，而他这时已经61岁了。正当李时珍为完成夙愿欣喜时，一个难题却出现了：当地的书商并不重视中医药书籍，觉得无利可图，因此，无人愿意为他出版《本草纲目》。这时，老师顾日岩告诉他，王世贞答应为此书作序。如此，该书有望刊印。顾日岩与王世贞同为嘉靖年间进士，两人常有来往，关系密切。因此，顾日岩便数次拜托王世贞为《本草纲目》作序。得知大文豪王世贞愿意为自己的书写序，李时珍非常高兴，赶紧去王世贞的弇山园拜访他。

王世贞热情地接待了李时珍，并挽留他在园中欢饮畅谈，二人兴致所至还猜起了药谜。后来，因为《本草纲目》部头较大，王世贞答应等看了书稿后再作序。结果，《本草纲目》书稿在王世贞那里一放就是10年。10年后的元宵节，李时珍再次拜访王世贞，这时才得到王世贞这篇热情洋溢的序。王世贞用了六个典故，盛赞李时珍。

第一个典故是晋代博物家张华的故事。《晋书·张华传》记载，当初东吴未灭的时候，斗宿与牛宿之间常有紫气出现，张华听说豫章人雷焕精通谶纬天象，就问雷焕天上出现紫气是什么征兆。雷焕说："我观察很久了，是宝剑的精气上达于天。紫气对应于地面，是在豫章丰城。"于是张华大喜，立即补雷焕为丰城令。雷焕到了丰城之后，挖掘监狱屋基时发现了一个石匣。其光气异常，匣中有双剑，剑上都刻有字，一名龙泉，一名太阿。

第二个典故出自唐代苏鹗的《杜阳杂编》，记载的是唐肃宗即位之后，宫中府库常常闪现神光异气。府库负责人把这个现象告诉了皇帝，肃宗说："该不会是上清珠吧？"于是便命府库负责人把发光的珠宝送来。肃宗一看果然是上清珠，包裹珠宝的绛纱还在。肃宗不禁潸然泪下，对身边的近臣说："这是我儿时明皇赐给我的呀！"

第三个典故"萍实"的故事出自《孔子家语》。有一次楚昭王渡江，江面上有个东西大如斗，形圆而色赤，直触王舟。船上的人都不知道是何物，便派人去问孔子。孔子说："这东西叫萍实，剖开之后其穰可以吃，是吉祥之物，只有能称霸天下的人才可以得到它。"

"商羊"的故事出自刘向的《说苑·辨物》，记载的是齐国有一种一只足的飞鸟，有一天它飞到齐王宫殿门前舒展翅膀跳跃，齐王感到非常奇怪，就派人问孔子。孔子说："这种鸟叫商羊，能预知天气的变化，它是来告诉百姓，赶快兴修水利，天将下大雨。"不久，果然下起大雨。王世贞说，像萍实、商羊这样的珍奇之物，不是天生聪明如孔子这样的人是不能洞察知晓的。

第四个是晋代张华的事。《晋书·张华传》记载，张华，字茂先，范阳方城人，天资聪颖，有异常禀赋，博学多闻，著《博物志》十卷，分类记载了山川地理、飞禽走兽、人物传记、神话古史、神仙方术等，为《山海经》之后我国又一部包罗万象的奇书，填补了中国自古无博物类书籍的空白。

第五个典故是晋代思想家、文学家嵇康的故事。据《艺文类聚·灵异部上》引《神仙传》记载，邯郸人王烈在河东抱犊山中发现一座石室，室内有两卷白绢书，文字不是晋代通行的字体。王烈不识其字，于是就记下了十几个字的写法，回去后给嵇康看。嵇康则全部认出了这些字。王烈非常高兴，就带着嵇康前往石室，希望全部认出绢书的内容。遗憾的是，到了抱犊山之后，已经找不到石室的位置了。

第六个典故是春秋时期鲁国珠宝商倚顿的故事。《淮南子·氾论训》记载，有经验的玉工都分不清一种叫碧庐的斌珷与玉石的区别，但是倚顿善于鉴别宝石，不会被类似玉的斌珷所欺骗。王世贞感慨地说，像这样能辨识奇异之物、洞察特异现象的天生聪明人，就像晨星那样稀有罕见啊，并以此做对比，为后文赞扬李时珍也是世上稀有如晨星的杰出人物做铺垫。

明万历十八年（1590），王世贞因病在家中逝世，就在这一年，《本草纲目》由南京藏书家、刻书家胡承龙负责刊刻。由于书籍篇幅巨大，用时三年才得以完成。李时珍直到病逝，也没能亲眼见到自己为之奋斗一生的巨著出版。李时珍逝世后，儿子李建中完成了父亲遗愿，终使金陵版《本草纲目》问世。

从上可见，李时珍《本草纲目》的出版凝聚了多人的功劳。可以说，没有老师顾日岩的推荐，没有王世贞的作序，没有胡承龙的出版，也许就没有我们今天见到的《本草纲目》这部"中国古代百科全书"。

2.前代本草书

李时珍携带书稿到了王世贞家之后，王世贞并没有因为李时珍是一名乡下医生而轻视他，而是留他在府邸欢宴了数天。在王世贞眼中，李时珍的形象是容貌润泽，身体清瘦，言谈津津有味，为普天之下一等人才。李时珍打开行装，并没有多余的东西，只有几十卷的《本草纲目》。李时珍对王世贞说，自己从小瘦弱多病，资质愚钝，长大后喜欢读书，就像吃饴糖一样，自得其乐。涉猎各种书籍，搜集各家著作，凡是诸子百家、历史书籍、儒家经典、各类传记、音韵、农圃、医学占卜、星相及乐府著作，稍微有体会的地方就记下来。李时珍发现，本草类的书虽然不少，但是时间都比较久远，需要重新编订一部新的本草著作。

提到本草著作，大家都会想到《神农本草经》。作为我国第一部本草学著作，《神农本草经》的价值和地位自不待言。该书约成于秦汉时期，收药365种。所有药物分为上、中、下三品，上品120种为君，可以保养性命，无毒，多服久服对人无伤害，可以延年益寿，如人参、山药、枸杞子等；中品120种为臣，用来调节人的性情，可以斟酌服用，补人体虚弱，如干姜、当归、鹿茸等；下品125种为佐使，用来治病，大多有毒，不能长久服用，用来祛除寒热等邪气，消积聚作用较好，如附子、乌头、水蛭等。《神农本草经》不仅将药物分类，且已经有了中药理论的雏形，如药物的四气五味、药物间的相畏相使、药物剂型的选择及配伍法度等都有提到。

梁代，陶弘景对《神农本草经》进行了整理，撰成《本草经集注》一书，载药730种。陶弘景将《名医别录》中365味药物补充到里面，比《神农本草经》收药数量多了一倍。同时，《本草经集注》确立了本草书的基本格式，即前面总论本草的发展，后面各论分析药物性能功效等。

唐代，政府组织人员编写了《新修本草》，载药844种，比《本草经集注》增加114种。所增加的药物中，有一部分为外来药，如安息香、龙脑香等。这是世界上最早的一部由国家权力机关颁布的具有法律效力的药学专著，被认为是世界上最早的药典。

宋代，本草著作经过多次修订。宋太祖开宝六年（973），尚药奉御刘翰与道士马志等根据《新修本草》及《蜀本草》等书，整理修订成《开宝新详定本草》。次年又由李昉等重新校订，名为《开宝重定本草》，收药983种。宋仁宗嘉祐五年（1060），掌禹锡、林亿等又修订为《嘉祐补注神农本草》，简称《嘉祐本草》，收药1082种。宋神宗元丰五年（1082），唐慎微在前人书籍的基础上集成《经史证类备急本草》，简称《证类本草》，收药1746种。李时珍的《本草纲目》便是以此书为蓝本。

以上这些本草著作，虽然价值很高，但存在不少错误和遗漏，如《名医别录》认为黄精与钩吻同类，将旋覆花与山姜混同。酸浆、苦胆本为一物，《嘉祐本草》却在草部收了酸浆，又在菜部重新列出苦胆。天花、栝楼是一种植物的两个部分，天花为根，栝楼为果实，《图经本草》中却画作两幅图。诸如此类的错讹不胜枚举，李时珍于是鼓起编订研究的志愿，历经30年，参考了800多种书籍，书稿几经修改，对旧的本草书中重复的予以删除，缺漏的予以增补，如加入了磨刀水、锁阳、土茯苓、樟脑等前代本草书没有收录的药物。错讹的加以订正。原来本草书收药1518种，李时珍增加药物374种，按照水、火、土、金石、草等分为十六部，五十二卷。虽然不敢说此书是药物大成，但也算是大体粗略完备。

3.《本草纲目》体例

《本草纲目》内容丰富，结构合理，每味药首先标出正式的名称作为纲要，接着附上名称的解释，作为细目，这是从正名开始。其次便是汇集各家的注解，辨别有疑问之处，纠正原来的错误，详细叙述药物的产地和形状。再次便是说明药物的四气五味、主治的病证，并附上历代方剂，阐明药物的性质与功用。

我们节选"甘草"这味药的部分内容来具体说明《本草纲目》的体例。

甘草（《本经》上品）

【释名】蜜甘（《别录》）、蜜草（《别录》）、美草（《别录》）、蕗草（《别录》）、灵通（《记事珠》）、国老（《别录》）。

弘景曰：此草最为众药之主，经方少有不用者，犹如香中有沉香也。国老即帝师之称，虽非君而为君所宗，是以能安和草石而解诸毒也。

甄权曰：诸药中甘草为君，治七十二种乳石毒，解一千二百般草木毒，调和众药有功，故有国老之号。

首先标明正名"甘草"，作为此药的总纲。然后是"释名"，其中既有甘草的其他名称，如蜜甘、蜜草、美草等，也标明了这些名称是在哪部书中出现的。此外，在"释名"中还解释了其中一些药物名称的由来，如陶弘景和甄权都对药名"国老"做了解释。

【集解】

《别录》曰：甘草生河西川谷积沙山及上郡。二月、八月除日采根，曝干，十日成。

陶弘景曰：河西上郡，今不复通市。今出蜀汉中，悉从汶山诸地中来。赤皮断理，看之坚实者，是抱罕草，最佳。抱罕乃西羌地名。亦有火炙干者，理多虚疏。又有如鲤鱼肠者，被刀破，不复好。青州间有而不如。又有紫甘草，细而实，乏时亦可用。

苏颂曰：今陕西、河东州郡皆有之。春生青苗，高一二尺，叶如槐叶，七月开紫花似柰冬，结实作角子如毕豆。根长者，三四尺，粗细不定，皮赤色，上有横梁，梁下皆细根也。采得去芦头及赤皮，阴干用。今甘草有数种，以坚实断理者为佳。其轻虚纵理及细韧者不堪，惟货汤家用之。谨按：《尔雅》云：蘦，大苦。郭璞：蘦，似地黄。又《诗·唐风》云：采苓采苓，首阳之巅是也。蘦，与苓通用。首阳之山在河东蒲坂县，乃今甘草所生处相近，而先儒所说苗叶与今全别，岂种类有不同者乎？

李时珍曰：沈括《笔谈》云：《本草注》引《尔雅》蘦大苦之注为甘草者，非矣。郭璞之注，乃黄药也，其味极苦，故谓之大苦，非甘草也。甘草枝叶悉如槐，高五六尺，但叶端微尖而糙涩，似有白毛，结角如相思角，作一本生，至熟时角拆，子扁如小豆，极坚，齿啮不破，今出河东西界。寇氏《衍义》亦取此说，而不言大苦非甘草也。以理度之，郭说形状殊不相类，沈说近之。今人惟以大径寸而结紧断纹者，为佳，谓之粉草；其轻虚细小者，皆不及之。刘绩《霏雪录》言，安南甘草大者如柱，土人以架屋，不识果然否也？

集解是将各书中对于甘草的产地、采摘时节、形态、修治方法等进行收集。这里列出了《名医别录》、陶弘景、苏颂的说法。将各家论述列举出来后，接着便是李时珍对其中内容的辨疑与正误。他认为，郭璞所注的其味大苦的不是甘草，应该是黄药。并进一步说明，甘草叶端是略微有些尖并且粗糙不光滑，像蒙了一层白毛；结的果实像是相思角，熟的时候角才裂开；里面的子扁扁的，像是小豆，非常坚硬，用牙也咬不破。将其中有疑问的内容辨别得清清楚楚，最终确定甘草的形貌特征。

根【修治】

雷敩曰：凡使须去头尾尖外，其头尾吐人。每用切长三寸，擘作六七片，入瓷器中盛，用酒浸蒸，从巳至午，取出曝干，锉细用。一法：每斤用酥七两涂炙，酥尽为度。又法：先炮令内外赤黄用。

时珍曰：方书炙甘草皆用长流水蘸湿炙之，至熟刮去赤皮，或用浆水炙熟，未有酥炙、酒蒸者。大抵补中宜炙用，泻火宜生用。

"修治"即对药物的炮制。这里先是引用了雷敩的炮制方法，然后加上李时珍自己的见解，并且说明不同的炮制方法所起到的药效也有所不同。

【气味】甘，平，无毒。

寇宗奭曰：生则微凉，味不佳；炙则温。

王好古曰：气薄味浓，升而浮，阳也。入足太阴厥阴经。

时珍曰：通入手足十二经。

徐之才曰：术、苦参、干漆为之使，恶远志，反大戟、芫花、甘遂、海藻。

权曰：忌猪肉。

时珍曰：甘草与藻、戟、遂、芫四物相反，而胡洽居士治痰癖，以十枣汤加甘草、大黄，乃是痰在膈上，欲令通泄，以拔去病根也。东垣李杲治项下结核，消肿溃坚汤加海藻。丹溪朱震亨治劳瘵，莲心饮用芫花。二方俱有甘草，皆本胡居士之意也。故陶弘景言古方亦有相恶相反者，并乃不为害。非妙达精微者，不知此理。

气味是对药物四气五味的归属说明。甘草的气味是甘，平，无毒。然后列出其他各家对药物气味的说明，列举的是寇宗奭、王好古、徐之才、甄权各家的说法，并穿插李时珍个人的观点。最后是李时珍对甘草性味的总结。

【主治】

五脏六腑寒热邪气，坚筋骨，长肌肉，倍气力，金疮尰，解毒。久服轻身延年(《本经》)。

温中下气，烦满短气，伤脏咳嗽，止渴，通经脉，利血气，解百药毒，为九土之精，安和七十二种石，一千二百种草(《别录》)。

主腹中冷痛，治惊痫，除腹胀满，补益五脏，肾气内伤，令人阴不痿，主妇人血沥腰痛，凡虚而多热者，加用之(甄权《药性论》)。

安魂定魄，补五劳七伤，一切虚损，惊悸烦闷健忘，通九窍，利百脉，益精养气，壮筋骨(大明；按即日华子《日华子本草》)。

生用泻火热，熟用散表寒，去咽痛，除邪热，缓正气，养阴血，补脾胃，润肺(李杲)。

吐肺痿之脓血，消五发之疮疽(王好古)。

解小儿胎毒惊痫，降火止痛(李时珍)。

稍【主治】生用治胸中积热，去茎中痛，加酒煮玄胡索、苦楝子尤妙(张元素)。

头【主治】生用能行足厥阴、阳明二经污浊之血，消肿导毒(朱震亨)。主痈肿，宜入吐药(李时珍)。

主治中既有各家的经验，也有李时珍的见解。且与前面不同的是，药物释名、集解等内容多用古代早期文献与后世文献参看，且多理论家的著作；而在气味、主治方面则又加上很多中医临床大家的理论，如这里引用了李杲、朱丹溪、王好古、张元素等的言论。

【附方】旧十五，新二十二。

伤寒心悸，脉结代者：甘草二两，水三升，煮一半，服七合，日一服(《伤寒类要》)。

伤寒咽痛少阴证：甘草汤主之。用甘草二两蜜水炙，水二升，煮一升半，服五合，日二服(张仲景《伤寒论》)。

肺热喉痛有痰热者：甘草炒二两，桔梗米泔浸一夜一两，每服五钱，水一钟半，入阿胶半片，煎服（钱乙《直诀》）…………

附方主要是甘草运用中所涉及的一些方剂，这里有《伤寒论》中的治疗伤寒咽痛方，钱乙《小儿药证直诀》中治疗肺热喉痛有痰方，《金匮要略》中的治疗肺痿多涎方，《外台秘要》中治疗成人瘦弱的方子，《千金方》治疗肿痛方等一些名方。只在甘草一味药中，就列出了三十多个方剂。

以上可见，李时珍采录了很多文献中的内容，上自三坟五典等经典书籍，下至传奇小说，凡是与本草学相关的内容，没有不详细采录的。他还详细考证了相关内容的确切性，态度非常严谨。所以说，《本草纲目》一书包罗广泛，涉及动植物、矿物、化学、天文、地理、地质等多学科的知识，是一部影响深远的博物学著作，被英国生物学家达尔文誉为"中国的百科全书"。

4.王世贞的赞叹

《本草纲目》这部书无论内容还是形式都得到了王世贞的夸赞，他用三个比喻来形容这部书。

第一个比喻是"如入金谷之园，种色夺目"。就像是走进了金谷园，各类品种花色耀眼夺目。金谷园是西晋石崇的别墅，石崇曾派人去南海群岛寻来珍珠、玛瑙、琥珀、犀角、象牙等贵重物品，把金谷园打造得极尽奢华，连皇家园林也不能比。这里王世贞是用金谷园来说明《本草纲目》一书内容极为丰富，各色各类的奇珍药材超群夺目。

第二个比喻是"如登龙君之宫，宝藏悉陈"。关于龙宫，在《西游记》中孙悟空找寻趁手的兵器时，老猴子向他推荐了龙宫，最终孙悟空在龙宫里找到了金箍棒。可见，龙宫中确实有不少宝贝。所以，这里用龙宫来比喻《本草纲目》中药物如宝藏一样陈列。

第三个比喻是"如对冰壶玉鉴，毛发可指数"。根据历史文献记载，"冰壶"最早可追溯到唐朝，由瓷器烧造，腹内装满冰凉清洁的井水或池水，是夏季防暑降温的工具，经常被赋予清廉纯洁等意义。冰壶内盛以冰，外润似玉，给人清洁之至、澄澈无瑕的感觉。玉鉴，也就是玉镜，也有澄澈透明的特点。所以，与冰壶玉鉴相对，便可连毛发都能用手指数得清清楚楚。这里比喻《本草纲目》一书，内容清晰。

这样的一部书，广博而不繁杂，详细且有要点，全面考察，深入探究，可以一直看到最深奥的内容。这怎么只能作为医书来看待呢？实在是有关性命理气之学的精深微妙的理论，格物穷理的通用法典，帝王罕见的秘籍，百姓贵重的宝器啊！李时珍尽心施予人类恩惠多么殷勤啊！只是他辛辛苦苦撰写出来的著作竟然无人出版，实在是令人叹息。这也让王世贞非常愤慨，因此他说石头和宝玉混杂，无人能分辨；杂色排挤正色，真伪混淆，这种社会弊病已存在很长时间了。怎么办呢？假如要辨识独占一车的巨骨，一定要等像待孔子那样的博学通儒；能分辨出织女的支机石，必定要请教在成都卖卜的严君平。王世贞言外之意是强调欲通晓本草之学，必须读李时珍的《本草纲目》！所以说，一定要有人把李时珍的《本草纲目》推荐出来，这个人是谁呢？正是王世贞。王世贞当时正在编写《弇州卮言》，这是模仿明代大才子杨慎的《丹铅卮言》而作的一部书。看着杨慎的《丹铅卮言》，他正遗憾像杨慎这样博古通今者后继乏人，如今能见到《本草纲目》这部著作是多么幸运啊！《本草纲目》这部著作，藏在深山石室不合适，应该赶紧刻板印刷，用来供天下后世人像研究扬雄《太玄经》那样来探究本草之学的奥秘。

十一、《类经》序

　　《内经》者，三坟之一。盖自轩辕帝同岐伯、鬼臾区等六臣互相讨论，发明至理，以遗教后世。其文义高古渊微，上极天文，下穷地纪，中悉人事。大而阴阳变化，小而草木昆虫、音律象数之肇端、藏府经络之曲折，靡不缕指而胪列焉。大哉至哉！垂不朽之仁慈，开生民之寿域。其为德也，与天地同，与日月并，岂直规规治疾方术已哉？

　　按晋皇甫士安《甲乙经》叙曰："《黄帝内经》十八卷。今《针经》九卷，《素问》九卷，即《内经》也。"而或者谓《素问》《针经》《明堂》三书，非黄帝书，似出于战国。夫战国之文能是乎？宋臣高保衡等叙，业已辟之，此其臆度无稽，固不足深辨。而又有目医为小道，并是书且弁髦置之者，是岂巨慧明眼人欤？观坡仙《楞伽经》跋云："经之有《难经》，句句皆理，字字皆法。"亦岂知《难经》出自《内经》，而仅得其什一。《难经》而然，《内经》可知矣。夫《内经》之生全民命，岂杀于《十三经》之启植民心？故玄晏先生曰："人受先人之体，有八尺之躯，而不知医事，此所谓游魂耳！虽有忠孝之心，慈惠之性，君父危困，赤子涂地，无以济之。此圣贤所以精思极论尽其理也。"继此言之，儒其可不尽心是书乎？奈何今之业医者，亦置《灵》《素》于罔闻，昧性命之玄要，盛盛虚虚，而遗人天殃，致邪失正，而绝人长命。所谓业擅专门者，如是哉！此其故，正以经文奥衍，研阅诚难。其于至道未明，而欲冀夫通神运微，仰大圣上智于千古之邈，断乎不能矣。

自唐以来，虽赖有启玄子之注，其发明玄秘尽多，而遗漏亦复不少。盖有遇难而默者，有于义未始合者，有互见深藏而不便检阅者。凡其阐扬未尽，《灵枢》未注，皆不能无遗憾焉。及乎近代诸家，尤不过顺文敷演，而难者仍未能明，精处仍不能发，其何禅之与有？

初余究心是书，尝为摘要，将以自资。继而绎之久，久则言言金石，字字珠玑，竟不知孰可摘而孰可遗。因奋然鼓念，冀有以发隐就明，转难为易，尽启其秘而公之于人。务俾后学了然，见便得趣，由堂入室，具悉本源，斯不致误己误人，咸臻至善。于是乎详求其法，则唯有尽易旧制，颠倒一番，从类分门，然后附意阐发，庶晰其韫。然惧擅动圣经，犹未敢也。

粤稽往古，则周有扁鹊之摘《难》，晋有玄晏先生之类分，唐有王太仆之补削，元有滑撄宁之撮钞，鉴此四君子而后意决。且此非《十三经》之比，盖彼无须类，而此欲醒愦指迷，则不容不类，以求便也。由是遍索两经，先求难易，反复更秋，稍得其绪。然后合两为一，命曰《类经》。"类"之者，以《灵枢》启《素问》之微，《素问》发《灵枢》之秘，相为表里，通其义也。

两经既合，乃分为十二类：夫人之大事，莫若死生，能葆其真，合乎天矣，故首曰摄生类。生成之道，两仪主之，阴阳既立，三才位矣，故二曰阴阳类。人之有生，藏气为本，五内洞然，三垣治矣，故三曰藏象类。欲知其内，须察其外，脉色通神，吉凶判矣，故四曰脉色类。藏府治内，经络治外，能明终始，四大安矣，故五曰经络类。万事万殊，必有本末，知所先后，握其要矣，故六曰标本类。人之所赖，药食为天，气味得宜，五宫强矣，故七曰气味类。驹隙百年，谁保无恙？治之弗失，危者安矣，故八曰论治类。疾之中人，变态莫测，明能烛幽，二竖遁矣，故九曰疾病类。药饵不及，古有针砭，九法搜玄，道超凡矣，故十曰针刺类。至若天道茫茫，运行今古，苞无穷，协惟一，推之以理，指诸掌矣，故十一曰运气类。又若经文连属，难以强分，或附见于别门，欲求之而不得，分条索隐，血脉贯矣，故十二曰会通类。汇分三十二卷。此外复附著《图翼》十五卷。盖以义有深邃，而言不能该者，不拾以图，其精莫聚；图象虽显，而意有未达者，不翼以说，其奥难窥。自是而条理分，纲目举，晦者明，隐者见，巨细通融，歧贰毕彻，一展卷而重门洞开，秋毫在目。不惟广禅乎来学，即凡志切尊生者，欲求兹妙，无不信手可拈矣。

是役也，余诚以前代诸贤注有未备，间多舛错，掩质埋光，俾至道不尽明于世者，迨四千余祀矣。因敢忘陋效颦，勉图蚊负，固非敢弄斧班门，然不屑沿街持钵。故凡遇驳正之处，每多不讳，诚知非雅。第以人心积习既久，讹以传讹，即决长波犹虞难涤，使辨之不力，将终无救正日矣。此余之所以载思而不敢避也。

吁！余何人斯，敢妄正先贤之训？言之未竟，知必有阙余之谬而随议其后者。其是其非，此不在余，而在乎后之明哲矣。虽然，他山之石，可以攻玉；断流之水，可以鉴形。即壁影萤光，能资志士；竹头木屑，曾利兵家。是编者倘亦有千虑之一得，将见择于圣人矣，何幸如之！独以应策多门，操觚只手，一言一字，偷隙毫端。凡历岁者三旬，易稿者数四，方就其业。所谓河海一流，泰山一壤，盖亦欲共掖其高深耳。后世有子云其悯余劳而锡之斤正焉，岂非幸中又幸？而相成之德，谓孰非后进之吾师云。

时大明天启四年，岁次甲子黄钟之吉，景岳子自序于通一斋。

【助读与拓展】

1.弃军从医

《类经序》是张介宾为自己的著作《类经》所做的序，自序一般会在序文中说明自己创作的原因和构思，同时会对自己的作品提出一些期许，张介宾的这篇序文也是如此。张介宾生活在公元1563～1640年之间，字会卿，又作惠卿，号景岳，别号通一子，明代山阴会稽县人，也就是今天的浙江绍兴人。如果追溯张介宾祖籍的话，应该是四川绵竹县，因为张家的祖先是四川人，明代初期因军功被授予"绍兴卫指挥"的官职，这才全家迁移并定居到了浙江，所以说张介宾祖籍是四川也是没有问题的。

张介宾从小就特别聪明，经史百家无不博览，又通晓易理、天文、兵法之学，尤以医学最为擅长和精通。由于受父亲喜好医学的影响，张介宾深入学习和研究过《黄帝内经》，并且在十三四岁跟随父亲来到京城后，拜了当时的名医金梦石为师，这为他以后成为一代名医打下了坚实的基础。

　　不过，张介宾小时候虽然熟读医书，对医学知识了解得比较多，但他最初并没有打算以医生为职业。年轻时张介宾特别喜好兵书，并且对剑术很感兴趣，于是投笔从戎，投身幕府，曾经参加过万历朝鲜之役。万历朝鲜之役是明代万历二十年至二十六年（1592—1598）间，日本丰臣政权与明王朝、朝鲜国之间爆发的战争。日本丰臣秀吉入侵朝鲜，朝鲜向明王朝求救，明朝派出军队，帮助朝鲜共同抗击日本侵略。张介宾的整个青年时期都在积极参与军事活动，经历了在北京、河北等地游历多年的生活后，到了五十多岁，张介宾一方面因多年壮志难酬，另一方面因家中贫困，于是便回到故乡，才专心致力于医学事业，开始以医生为职业，最后成为明代万历、天启年间的一代名医。

　　在中药材的使用上，张介宾有一些自己特别的心得，尤其是某些特定的药材，张介宾使用起来得心应手，因此还有了一个绰号叫"张熟地"。中医学认为，熟地黄味甘，微温，归肝、肾经，功效主要是补血养阴，填精益髓。可用于治疗血虚萎黄、眩晕、心悸失眠、月经不调、崩漏等病证，也可用于治疗肾阴不足的潮热骨蒸、盗汗、遗精、消渴等。

　　关于"张熟地"这个称谓还有一个有趣的传说。说是有一次张介宾路过一个村庄，发现当地人因为饥荒没有东西可以填饱肚子，很多人以土茯苓为食，结果寒伤脾胃，腹胀便秘，惨死无数。张介宾见到这一惨状，内心悲痛，便赶快把随身带的熟地黄分给村民吃，并且教村民们到山里去挖生地黄。他告诉村民，将挖回来的生地黄蒸晒成熟地黄后就可以吃了。熟地黄既可以解除饥饿，又能够养血去除疾病。待张介宾要离开的时候，村民们为了感激他的救命之恩，便都夹道欢呼着"张熟地！张熟地！"张介宾因此有了"张熟地"这样的称谓。其实，张介宾被称为"张熟地"，真实的原因还在于他经常并善用熟地黄。他利用熟地黄温补的属性治疗疾病，很多疑难杂症都被他治好了。

　　在医学方面张介宾治学极为严谨，师古而不泥古，既善于继承又勇于创新，并重视理论联系实践，为医学进步做出了很大贡献。他认为，即使张仲景重生，完全按照以前的临床经验和治疗方法治疗疾病也不一定都能治好，中医根本没有什么一劳永逸的药方。现在的学医之人要深刻领悟中医的经典，在临床中要善于辨证论治，只有这样才不会贻误自己，贻害病人。张介宾这种认真辨证、善于变通的精神对于中医的学习是十分可贵的。

　　张介宾的医学著作有《类经》《类经图翼》《类经附翼》《景岳全书》及

《质疑录》等，其中《景岳全书》是他毕生经验的汇集，经历五十多年，到1637年才编著而成，内容涉及中医基础理论、诊断治法、各科临证、方剂应用等。全书共六十四卷，前六卷为总论，论述中医基础理论和诊疗原则，卷七、卷八讲述伤寒、温病，卷九至卷三十七重点论治内科杂病，卷三十八至卷四十七分别论述妇科、儿科等各科病证治法，卷四十八和卷四十九介绍了一些常用药的性味功能和主治，卷五十至卷六十四收录有古方八阵、外科方等两千多首，体现了他的军事思想。《景岳全书》概括了张介宾一生的学术思想，是研究张介宾及其医学思想最为重要的史料。

2.三皇遗文

无论是高超的医术，还是对熟地黄精准的使用，其根源都在于张介宾对中医经典著作的学习，特别是对《黄帝内经》的重视。张介宾一再强调《黄帝内经》的重要性。他指出，《黄帝内经》是"三坟"之一。"三坟"指的是上古伏羲、神农、黄帝三代的古籍。《黄帝内经》被创作出来主要是轩辕黄帝同岐伯、鬼臾区等六位大臣互相探讨商议，阐明高深的医理，用来传授教育后代的。它文义古远，义理深奥，对上极力探究天文，对下穷究地理，对中详细研究人事。大到阴阳变化的自然运行规律，小到草木昆虫的生态，以及音律、象数之学的起源开端，还有脏腑经络的原委本末，都包含在内。《黄帝内经》将这一切都解释叙述得非常清楚。因此张介宾感叹道：《黄帝内经》真是博大至极啊！怎么能只是拘泥地把它看作是一部治病的方术书籍呢？

张介宾深信《黄帝内经》是黄帝之书，接着他进一步阐述了类编注释《黄帝内经》的原因。首先，他认为《黄帝内经》是三皇时期的遗文。他引用晋皇甫谧《甲乙经·序》指出的：现在社会上流传的《针经》九卷、《素问》九卷就是东汉班固《汉书·艺文志》所载的《黄帝内经》十八卷。宋代程颐在《伊川先生语录》中认为，看《素问》的文体、语言一定是出自战国末期。张介宾没有点名道姓地进行批评，他指出，有的人认为《素问》《针经》《明堂》三部经典并不是黄帝的书，好像出自战国时期，战国时期的人能写出这样水平的著作吗？宋代高保衡、孙奇、林亿等人已经驳斥了这个观点，这大概是他们主观臆测，实在不值得深入辩驳。这里所说的宋臣高宝衡等人的序，是指北宋嘉祐二年（1057）宋政府设立校正医书局，诏令有关学者校正医书，熙宁年间（1068—1107）高保衡、林亿、孙奇、孙兆等人共同校定和刊印的《黄帝内经素问》，在《重广补注黄帝内经序》中回顾了《黄帝内经》的产生及流传，指出当初黄帝登临帝位的时候，曾经坐在明堂之上，观察四时八方之气的变化，考订确立了相生相克的五行学说。人生天地之间，天阳化气，地阴成形，人的生命也有赖于阳化气以生，阴成形以长，所谓"负阴而抱阳"。就病因来说，外有风、寒、暑、湿、燥、火六气太过与不及的戕害，内有饮食五味、七情忧伤的侵扰，夭折早亡代代发生。黄帝希望把福、寿、富、贵等五福赐予天下黎民百姓，于是和岐伯等六臣一道，仰观天象，俯察地理，并把天地之间的阴阳规律验之于人，于是著述了《黄帝内经》。其后秦越人得《内经》要义推广演绎而著述《难经》；西汉淳于意得到老师公乘阳庆传授的黄帝、扁鹊之脉书，将黄帝之学发扬光大；东汉张仲景深深痛惜民众得伤寒、瘟疫而不能救治，于是参考《素问》《九卷》《八十一难》等著作，结合其临床辨证施治的经验撰著成《伤寒杂病论》十六卷；晋代有皇甫谧根据《素问》《九卷》《明堂》三书编写的《黄帝针灸甲乙经》；隋代的杨上善把古本《黄帝内经》按照内容加以类编并注释，著《黄帝内经太素》。在杨上善之前，还有南北朝时期南朝医家全元起著的《素问训解》，但这时已经缺了第七这一卷。唐代宗宝应年间，太仆令王冰深爱其书，并将先师所藏秘卷补充其中，编次为九卷八十一篇，同时对《素问》进行校勘注释，由此使伏羲、神农、黄帝的著作能够清晰可读，广泛流传于世。

其次，当今社会竟然有人把《黄帝内经》视为雕虫小技，弃之如敝屣。他说，有的人把医学看作小道，把《黄帝内经》这样三皇五帝时期的著作，像加冠的男人遗弃童年时期额头前的垂发与弁帽，把《黄帝内经》弃置在一边而不问不看，这样的人难道是非常聪明而又有眼光的人吗？北宋文学家苏轼在给佛经《楞伽经》写的跋文中说："医经中有《难经》，它的每句话都有深理，每个字都是规则。"哪里晓得《难经》出自于《黄帝内经》，而且只是就《黄帝内经》十分之一的内容进行论难，从而写成《八十一难经》。《难经》已经如此重要，《内经》就可想而知了。从《黄帝内经》的作用与价值来看，医学是性命之学，中华民族历代民众运用中医理论与技术祛除疾病，养生保健，它生养保全民众生命的作用，难道比《十三经》启发培育民心的作用还少吗？所以张仲景指出，医学技术对上可以用来治疗君亲的疾病，对下可以解除民众的疾苦。皇甫谧也说，人们从父母那里获得躯体，有八尺高的身体，如果不懂医的话，就是所谓的游魂罢了。即使有忠孝之心，仁慈之性，一旦君父病苦，百姓遭受疫疠之难，没有什么办法去救助他们。这就是黄帝、岐伯等先贤精心思考，深入探究，详尽论述，使中医理论至臻完善的原因。由此来说，知书达理的读书人，怎么能不用心研究《黄帝内经》呢？

第三，当今的医家不读经典。当今从事医学的人，他们轻视理论的学习，把《黄帝内经》搁置在一旁不闻不问，不明白生命科学的深刻奥秘，往往执方待病，不能辨证论治，从而使盛者更盛，虚者更虚，给人们留下夭殃灾祸，用药不仅不能治病，反而招引病邪，丧失正气，断绝了人们能够长寿的性命。所谓学有专长的人，应该是这样的吗？这其中的原因，正是因为《黄帝内经》文字古奥，文义深奥繁多，没有一定的文字训诂方面的知识，研读确实不容易。但是，如果对于中医的经典著作《黄帝内经》都不明白，却想通晓神妙的中医理论，运用精微的技术赶上远古时期的黄帝、岐伯等圣人，这是绝对不可能的啊！

3.注有未备

《黄帝内经》是三皇时期的遗文，是儒者孝敬父母、解除君亲疾病的仁术，但是由于《黄帝内经》文辞古奥，研究阅读确实不便。前人对《黄帝内经》的注释整理，对于后人研究阅读中医经典、继承和弘扬中医的理论和技术有非常大的帮助，但是注释也多有不足。现存最早对《黄帝内经》进行整理注释的是唐代王冰对《素问》的校勘注释。王冰曾经做过太仆令，年八十余，以寿终。他用了12年的时间对《素问》进行校勘整理。王冰校勘本经过宋代校正医书局医家校勘订正之后雕版印刷，从此成为定本。

宋代之前，书籍的流传主要是手抄，长期的辗转传抄出现了很多错误。王冰在序文中指出，汉魏晋至唐以来，在社会上传抄流行的《素问》抄本残缺不全，不仅卷数仅存八卷（缺第七一卷），而且错缪之处很多。他利用从老师那里得到的秘本，补齐了《素问》的残缺部分并进行了全面注释，对旧本的篇章结构进行了大量的移易。可以说，古本《素问》的结构，是按照王冰的医学思想进行了大规模的调整。他或将全元起本中的一篇分为两篇，或是将全元起本中的两篇合为一篇，经过合并和分解，以及对古本《素问》文章顺序的调整，王冰的医学思想也得以体现。但是王冰的注也有不足之处。张介宾指出，王冰的注虽然阐明《内经》的内容非常多，但是遗漏也不少，如遇到疑难的问题而沉默不注释，有的地方注释了但是与原文的含义不相符合，有的地方注文和原文都非常深奥，或者同一个问题散见于不同地方而不方便阅读。凡是王冰注释阐扬不够完整的，《灵枢》也未加注释，这都不能不让人感到遗憾。近代各家的注释，不过是按照字面文字铺陈引申，对疑难问题仍然未能说明，精微的地方仍然不能被阐发，那又有什么益处呢？

张介宾深感以前人的注释有诸多不足而遗憾，遂潜心研究《黄帝内经》，在研读的过程中，对认为重要的内容就分类摘抄。随着研究的深入，久而久之就感到《黄帝内经》的原文句句贵重如钟鼎宝石，字字似珍珠玉石，竟然不能分清哪些可以摘录，哪些可以遗弃。于是打定主意，自己对《黄帝内经》进行注释，以期能阐述它的隐秘，使其显明易懂，化难为易，完全揭示《黄帝内经》的奥秘并公之于众，让后来学医的人了然易懂，读后便能掌握《黄帝内经》的理论旨趣，知悉它的本源，这样行医的时候才不至于贻误自己且伤害病人。为了达到这一目的，他认为只有改变《黄帝内经》的编写体例，按照医学理论进行分类，再根据意义进行阐释，方可使《黄帝内经》蕴含的意义大明于世。然而他又害怕擅自改动先圣经典，不敢着手编注。其实，在明代之前已经有医家对《黄帝内经》进行分类注释，这个医家就是隋末唐初的杨上善。

杨上善把古本《黄帝内经》按医学理论体系，重新加以整理和注释，著成《黄帝内经太素》三十卷。由于《黄帝内经》的理论体系由一百多篇短文构成，且文章不是同一时期所写，也不是由一个人完成的，因而同一个理论问题往往散见于不同篇章，甚至中医理论体系由哪些内容构成都需要学习的人自己领会。于是杨上善按内容进行分类注释，他是目前已知最早的《黄帝内经》全本的注家，《黄帝内经太素》也是最早对《黄帝内经》理论体系进行归纳的著作，为后来整理归纳中医理论体系奠定了基础。

杨上善类编《素问》《九卷》的方法是先按经文内容的不同设立大类，每类之下又细分篇目，使《黄帝内经》编排与学术内容趋于条理化、系统化。《黄帝内经太素》三十卷，杨氏共分为21个大类，按照养生、阴阳、人合、脏腑、经脉、设方等分类编排并加以注释，不仅系统地反映了《黄帝内经》的学术思想和医学成就，也初步勾勒出中医学术体系的框架。《黄帝内经太素》在宋代以后逐渐失传，清代末年杨守敬于日本东京仁和寺发现了古卷子本残卷，于是影抄传回国内，使国人得以重见这一现存最早的《黄帝内经》全注本。

张介宾因为未见到杨上善类编注释的《黄帝内经太素》，故只提了扁鹊摘录《内经》而编纂的《难经》、皇甫谧按类分编的《黄帝针灸甲乙经》、唐代王冰增补删定的《素问》，以及元代滑寿编纂的《读素问钞》。鉴于这四个医家对《黄帝内经》的分编注释已有先例，张介宾遂决意类编经典。他同时指出，《黄帝内经》并不是《十三经》这一类的著作，《十三经》这类著作不需要分类，而此书则要求使不明医理的人醒悟，为走入歧途的人指明方向，如此就不能不分类，不然就不能凸显中医学的理论体系。于是他全面研究《素问》《灵枢》，先推求其难易，几年后，逐渐领悟、掌握了全书的体系，便把《素问》《灵枢》的180余篇文章打乱顺序，按照内容重新编排，依照含义加以阐发注释，并将其命名为《类经》，即按照中医理论的类别分类编写的经典。张介宾在解释命名原因时指出：所谓《类经》，是合并两经而汇聚其理论类别。两经指《灵枢》《素问》，合起来叫《黄帝内经》。内者，是阐发性命的奥理；经者，是指记载医道的书籍。平素所讲所问就是《素问》之义，神灵之枢要关键就是《灵枢》之义。分类的意义，是用《灵枢》揭示《素问》的隐微，用《素问》阐发《灵枢》的奥秘，使二者互为表里，贯通《黄帝内经》的理论体系。

4.类编《内经》

张介宾经过深入研究，把《黄帝内经》分为12大类。第一大类是摄生，就是养生方面的理论。为什么把养生放在第一呢？人之大事没有什么比生死的问题还重要，如果善于养生，保护好人的真元之气，就能合乎自然规律享尽天年。第一类下面又包含七个小的类目，内容包括人或寿或夭的原因、养生保健的方法、四时养生的内容及要点，以及治未病方面的内容。

第二大类为阴阳类。天阳地阴，天地之气相合而生万物，而人生于天地之间，所以第二类是有关天地阴阳规律的理论。这一大类下又分五个类目，主要论述天地阴阳的规律、属性、功用，以及人体阴阳效法天地阴阳规律等方面的内容。

第三大类是藏象类。藏象是指五脏功能显现于肌表的征象，包括正常的象与异常的象，主要论述五脏六腑十二官与天地之象的应合。藏象类的内容比较多，共两卷三十二个类目。

第四大类是脉色类。要想了解人体内部五脏六腑的病情，需要观察脏腑显现于外的征象，中医诊病就是通过望气色、听声音、问情况、切脉口判断疾病的病因病位病性，从而采取相应的治疗方法，所谓司外揣内。脉诊的内容非常丰富，小的类目又分诊法、部位等三十七个类目。

第五是经络类。五脏六腑在内，五脏气走三阴经，六腑气走三阳经。三阴经与三阳经内外沟通，气血运行于内周流不休，如环无端。医家能明了经络运行的终始，身体便平安无虞。

第六类是标本类。世间万物各不相同，但是一定都有本有末，有源有流，知道了事物的先后与本标，就掌握了认识与解决问题的关键。张介宾在按语中指出："本者，原也，始也，万事万物之所以然也。世未有无源之流，无根之木，澄其源而流自清，灌其根而枝乃茂，无非求本之道。故黄帝曰：治病必求于本。"治病必求本，就是求疾病的病因。病有生于阳者，天之六气；有生于阴者，地之五味七情。六气、五味为病之本，求得其本，然后才可以施治。

第七是气味类。天有四时，春温，夏热，秋凉，冬寒；草木有温热寒凉的偏性，四时之气太过与不及，会造成人的寒热之病，治疗则以草木的四气来克胜，故《黄帝内经》曰，形体阳热不足者，用温热的药物以温之。地有五行，五行有五味。人生天地之间，除了要依赖天气生存，还需要饮食五味以成长。但是五味太过与不及都能令人生病，治疗则以五味调理之。《黄帝内经》曰，精血不足的情况，用五味来补养。所以，饮食气味恰当，五脏功能就会强健，人则健康无病。

第八是论治类。人生百年看似很长，其实不过如白驹穿过缝隙，转瞬之间而已。外有贼风邪气的侵扰，内有七情忧伤的戕害，谁能保证没病没灾？如果医生治疗不失误，病人就会转危为安。所以张介宾把有关疾病治疗的内容类聚在一块，细分为20个小的类目。

第九是疾病类。人之疾病，外生于风热暑湿燥寒，内生于饮食五味、七情忧伤，至于邪气伤人之后的变化，则不可胜数。张介宾说，疾病侵犯人体，虽然变化出各种形态，但是高明的医家能够洞察隐微的疾病，如此病魔就会像二竖那样逃跑了。疾病类的内容较多，下面细分了97个小类目，包括病因、病机、十二经病及杂病等方面的内容。

第十是针刺类。针刺、砭石疗法是古人在长期与疾病做斗争中总结出的一门防治疾病的实用疗法。它简便易行，疗效显著。张介宾在疾病类之后，重点讨论了针刺治疗各种病证的方法和宜忌等，共用四卷六十四个小类目以明针刺妙法。他指出：汤药的疗效不能到达的地方，古人还有针刺与砭石疗法，《黄帝内经》中有关针刺的理论及九针九法的技术，祛除疾病效果显著，技术非同一般，所以第十类是针刺类。

第十一类是运气类。"运"指地之木、火、土、金、水五运随四时气候的变化而具有生、长、化、收、藏的功能。古人用词忌讳重复，五运又写作五行。"行"作为动词，由行走衍生出运行、变动之义。《论语·阳货》："四时行焉，百物生焉。"清代刘宝楠正义："行者，谓春夏秋冬四时相运行也。"《尔雅·释诂下》："运，行也。"《易经·系辞上》："日月运行，一寒一暑。""气"指天之六气：风、热、暑、湿、燥、寒。天气动而生五行，故风生木色青合肝，热生君火色赤合心，暑生相火合心包，湿生土色黄合脾，燥生金色白合肺，寒生水色黑和肾。天之六气与地之五行相召感，天地之气和谐则万物生生不息，乖戾异常就会灾病丛生。所以张介宾指出，自然界茫然无边无际，运行于古今，包涵无穷无际，协同天地阴阳，如果用五运六气的理论去推究它的规律，就能了如指掌。五运六气理论是中医理论的核心，张介宾把《黄帝内经》这方面的内容类聚在一起，分六卷四十四个类目，对后人学习研究五运六气理论有很好的帮助。

第十二类是会通类。由于《黄帝内经》一书博大精深，内容非常丰富，张介宾历经数十年摘卡分类，详加注释，共论述了摄生、阴阳、藏象等十一类三百五十八个小类目，然而经文之间往往相互联系，难以勉强分类，有的附见于别的门类，想找到这些内容并不容易，只有分列条目来探究《黄帝内经》的隐微，才能使中医理论像血脉那样融会贯通。所以张介宾又用四卷三十类目对《黄帝内经》各篇的重要内容进行了分类索引。

《类经》全书共三十二卷，约九十万字，是张介宾经过长期的实践及摸索，打乱了《黄帝内经》原来的体例，按中医理论的内容把经文分类，然后加以注解而成。《四库全书总目提要》认为，其虽然有割裂古书的嫌疑，但是条理井然，易于查找和阅读。薛雪在《医经原旨》中也称赞《类经》"诚所谓别裁为体者欤"。

《类经》是张介宾根据自己对中医理论的理解，对《黄帝内经》理论体系进行的总结与类分。他还根据自己的临床经验并吸收前代注家的精要，对这部著作进行了全面阐释，是学习《黄帝内经》的重要参考书。张介宾另著有《类经图翼》十五卷。他认为《黄帝内经》的理论博大精深，仅用语言注释尚不能很好地加以概括，如果不用图解加以辅助，《黄帝内经》的精华就不能被汇聚；但是图像虽然直观，如果没有文字注解的话，《黄帝内经》的奥理也难以窥清，所以他便采用图解的方式辅助《类经》注文的不足。《类经图翼》主要包括运气和针灸两部分，前者为有关五运六气学说的论述和图表，共八十余篇；后者主要为经络腧穴、针灸要穴歌及诸证灸法要穴等。全书广泛征引有关资料，且有一定的参考价值。经过张介宾的类编和注释，《黄帝内经》的理论体系条理分明，纲举目张，晦涩的地方明晰，隐微的地方显现，各类问题融会贯通，分歧不一致的地方畅达明晰。打开这部书，就像大宅院一道道的院门大开，秋毫在目。这部书不仅对后人学习中医经典大有帮助，就是对有志于养生的人，想探求其中奥妙的话，也是随手可取。

5.共掖高深

对于编撰《类经》一事，张介宾提到，自己确实是因为感到先贤们注释不够完备，偶尔还会有一些差错，导致《黄帝内经》的本质和精华被掩盖埋没，使得高妙的医道不能完全被世人所明了，这种情况到张介宾生活的时代已经有四千多年了。于是他才冒昧地不顾自己才疏学浅，像东施效颦一样献丑，勉强地担负起不堪胜任的重担。原本不敢班门弄斧，可是又不愿意沿街乞讨似地一味拾人牙慧。所以凡是遇到应该辩驳改正的地方，即使知道这样做是不高雅的，他也常常直言不讳。因为知道人们养成这种依靠他人错误注解学习《黄帝内经》和中医知识的习惯已经很久了，以讹传讹，哪怕打开堤坝引来长江巨浪来祛除《黄帝内经》注解中的杂错，也还是担心以前对《黄帝内经》的误解不能够全部涤除，假如辨别不力，可能会永远没有补救改正的机会了。这就是张介宾再三思考，不敢回避注释《黄帝内经》这项工作的原因。

张介宾在《类经》序中感叹道："我算是什么人呀，怎么敢乱改前代名家的训解？我话音未落，就一定会有看到我书中错误并在书后评论我的人。我这样类编并注释《黄帝内经》的行为到底是正确还是错误，如何评论不在我，还是让以后的人去评说吧！"

虽然这样，张介宾还是希望《类经》可以像他山之石一样，帮助医家们继续雕琢《黄帝内经》这块宝玉；像水可以当镜子能够看见形貌一样，帮助其他人改正对《黄帝内经》的错误认知；像墙壁小孔中透出来的灯光，像袋子中映出的萤火之光，有助于苦读的医家学习医学理论；像竹头木屑一样，表面看来是弃置无用的废物，但可能对指挥作战的军事家有利。所以《类经》虽然也会有错误，但是只要有一点点可取之处，被后代的医家采纳，那便是值得庆幸的事情。只是要解决的问题很多，所有的类编与注释工作只有他一个人一字一句地完成，工作非常辛苦，前后经过了30年的时间，反复修改了很多次，最终才得以完成。正所谓河海不择细流，泰山不辞土壤，希望《类经》也能够像细流、土壤一样，与其他医家注释一起，共同帮助人们去理解《黄帝内经》的奥妙。后代如果有像汉代文学家扬雄那样既精通文学又精通哲学的博学之士，或许会同情张介宾的用心而给予《类经》指正。如果有这种情况，那对于张介宾来说，就是比幸运更幸运的事了。

张介宾花费三十年时间整理《黄帝内经》，创作出《类经》这一对后世医学影响极深的著作，这种孜孜不倦、坐得住冷板凳的精神值得我们每一个人学习。在当今浮躁功利的社会，静下心来回归经典，用心去做学问，勤于实践，是一个医家应该具有的基本素养。中医药院校的学生在新时代如何更好地传承中医、发展中医，张介宾给了我们一个完整的答案，那就是要具有以中医发展为己任的医家责任感和使命感，要具有不怕困难、敢于怀疑、勤学苦练的研究精神！

第三单元 中医经典

十二、宝命全形论

黄帝问曰："天覆地载，万物悉备，莫贵于人。人以天地之气生，四时之法成，君王众庶，尽欲全形。形之疾病，莫知其情，留淫日深，著于骨髓，心私虑之。余欲针除其疾病，为之奈何？"岐伯对曰："夫盐之味咸者，其气令器津泄；弦绝者，其音嘶败；木敷者，其叶发；病深者，其声哕。人有此三者，是谓坏府，毒药无治，短针无取。此皆绝皮伤肉，血气争黑。"

帝曰："余念其痛，心为之乱惑，反甚其病，不可更代，百姓闻之，以为残贼，为之奈何？"岐伯曰："夫人生于地，悬命于天，天地合气，命之曰人。人能应四时者，天地为之父母；知万物者，谓之天子。天有阴阳，人有十二节；天有寒暑，人有虚实。能经天地阴阳之化者，不失四时；知十二节之理者，圣智不能欺也。能存八动之变，五胜更立，能达虚实之数者，独出独入，呿吟至微，秋毫在目。"

帝曰："人生有形，不离阴阳。天地合气，别为九野，分为四时，月有小大，日有短长，万物并至，不可胜量。虚实呿吟，敢问其方？"岐伯曰："木得金而伐，火得水而灭，土得木而达，金得火而缺，水得土而绝，万物尽然，不可胜竭。故针有悬布天下者五，黔首共余食，莫知之也。一曰治神，二曰知养身，三曰知毒药为真，四曰制砭石小大，五曰知府藏血气之诊。五法俱立，各有所先。今末世之刺也，虚者实之，满者泄之，此皆众工所共知也。若夫法天则地，随应而动，和之者若响，随之者若影，道无鬼神，独来独往。"

帝曰："愿闻其道。"岐伯曰："凡刺之真，必先治神。五藏已定，九候已备，后乃存针。众脉不见，众凶弗闻，外内相得，无以形先，可玩往来，乃施于人。人有虚实，五虚勿近，五实勿远，至其当发，间不容瞬。手动若务，针耀而匀，静意视义，观适之变，是谓冥冥，莫知其形。见其乌乌，见其稷稷，从见其飞，不知其谁。伏如横弩，起如发机。"

帝曰："何如而虚？何如而实？"岐伯曰："刺实者须其虚，刺虚者须其实，经气已至，慎守勿失，深浅在志，远近若一，如临深渊，手如握虎，神无营于众物。"

【助读与拓展】

1.司外揣内

宝命全形论，顾名思义是论述怎样保护性命，健全身体。"宝"是通假字，其本字是"保"。"论"是古代的一种文体，如宋代苏洵的《六国论》。《黄帝内经》中的文章大多以黄帝和臣子相互问答的形式来展开，黄帝的问话提出问题，岐伯以回答的形式展开论述，深入浅出地阐述中医的生理、病理及诊疗技术。

黄帝提出：天在上面覆盖，地在下面承载，天阳地阴二气相合从而产生万事万物，在天地间的万事万物中，没有什么比人更宝贵。人靠天气比如阳光、雨露等生存，更靠地气比如水、土、植物、动物等有形之物生长。天地之气有明显的变化规律，春生、夏长、秋收、冬藏，人养生要顺应自然界的变化规律。天地之间，无论是贵为君王还是普通百姓都希望身体健康，但是，人类的疾病非常多，没有谁能够知道这些疾病的详细情形。由于疾病在不知不觉中发生，停留于肌肤一天一天的蔓延加深，最后发展到骨髓，病入膏肓就无药可治了。黄帝说："我非常担心这种状况，想用针刺之法在早期就解除疾病，怎么去做呢？岐伯说：盐的味道是咸的，它的这个特点能让放盐的陶罐渗出白色的结晶；琴如果有断弦的话，弹出的乐音就破哑不和谐；生长的树木如果生病严重的话，它的叶子就会凋落。"文章中的"木敷"不好理解，古人的注释分歧比较大。"木"的古义是指活着的树木，不是今天木头的意思，杜甫的诗："无边落木萧萧下，不尽长江滚滚来。"落木就是飘落的树叶。唐代的王冰注解"木敷"说："言木气散布，外荣于所部者，其病当发于肺叶之中也。"王冰的意思是说，敷，是发散的意思。人体的肝取象于五行木，肝气畅达，营养其所主的皮肉筋脉，这样病就会发生在肺叶之中。后人多认为王冰的注迂曲无理。为什么呢？肝功能好，怎么会病发于肺呢？其实，前人对"敷"字的解释迂曲无理，是因为他们没有意识到这个字是通假字，而是按照字面的意义想办法自圆其说。"敷"的本字是"痡"，生病的意思。汉代许慎的《说文解字》："痡，病也。"《诗经·卷耳》："我仆痡矣。"意思是我的仆人因为劳累而病倒了。"木敷者，其叶发"的意思是：如果生长着的树木生病了，它的叶子就会凋落。

黄帝问岐伯怎样治病，岐伯却回答说盐是咸的，能让器皿渗出盐结晶；琴有断弦，弹出的音破哑不正；树木生病了，叶子会凋落。粗略地看，岐伯明显是答非所问。其实，《黄帝内经》中的各篇短文，不同于今天的科技论文。早期的人写文章既不署名，也没有任何经济报酬，主要是为了传播自己的思想理论。为了达到思想永续传播的目的，文章往往托名古代的名人如黄帝、神农等以流传。同时在写作的时候，会穷尽各种写作技巧，比如运用各种修辞手法，遣词造句避免重复等等，所以，我们今天释读中医的经典著作，应该把它们当作秦汉时期的散文来领悟其意义，而不能过分地拘泥于每一个字词的具体意义。这里岐伯是用例子告诉黄帝，治病需要遵循规则，要先诊断是什么病。古人诊病，没有现在这么多先进的诊疗设备，而是通过望、闻、问、切来收集病人显现于外的征象，然后由这些征象，推断疾病产生的病因及病位，所谓"司外揣内"。岐伯这里用了三个例子来说明，治病需要先诊断疾病所在。人有病的话，总会显现在肌表，就像琴有断弦，其声不正；树有疾病，叶子凋落是一样的。所以岐伯说，人要是出现这三种情况：有异常的液体出现、声音异常、毛发突然脱落，这可能是内部的脏腑出现了病变，药物与针刺都无法治疗。《黄帝内经》说，"五脏之象，可以类推"。什么意思呢？比如肝的象显现于筋，心的象现显于脉，脾的象显现于肉，肺的象显现于皮毛，肾的象显现于骨。通过诊断筋、脉、肉、皮、骨出现的异常征象，就可以判断内部五脏的疾病，即司外揣内。所以这段文章的后面说，人要是有这三种情况，可以推知这是内部的脏腑出了问题，非针药所能治。

2.顺阴燮阳

人生天地之间，而疾病会不知不觉地深入骨髓，黄帝想知道如何诊治，而岐伯的回答并没有解决这个问题，所以继续问道：我每每想到疾病不知不觉间就深入骨髓，心里就难受困惑，比得了这些病还严重，改也改不了啊。"反甚其病"，即"反甚于其病"，反而比得了那些不治之病还严重。为什么呢？因为百姓要是知道了他们的疾病深入骨髓，无法治疗，会引起社会的慌乱，这该怎么办呢？

岐伯回答说：我们虽然生长在土地上，但是命和天是紧密相连的，天地阴阳相合才会有生命存在。人如果能顺应春生、夏长、秋收、冬藏四时变化的规律，天地就是养育他成长的父母；懂得自然变化规律并顺应它的人，就是上天的孩子。顺应天地变化的规律，天地就养育你，违反天地阴阳规律，就会得病早夭。岐伯的言外之意是告诉黄帝，有病了再去治疗是下策，何不在未病的时候就预防呢？预防疾病的关键是顺应四时阴阳变化的规律：春暖了生长，寒凉了闭藏，饮食有节，起居有常，淡泊宁静，人就不会受贼风邪气的侵害而生病。

　　岐伯进一步解释了要顺应天地阴阳变化规律的原因。人生活在天地间，天人相应。天有四时十二月，春夏为阳，秋冬为阴，人十二经脉以应之。天有六气，气有太过与不及；地有五行，五行有盛衰；人居天地之间，受天地之气的影响则有虚实之病。如果人能顺应天地阴阳生长收藏的规律，就不会违反四时变化的节律。知道手足三阳经发六腑气上合于天气，手足三阴经发五脏气下合于地气五行，就是圣智也不能超越；能洞察四时八风的变化规律以及五行的相生相胜，就知道人虚实之疾产生的原因，也明白了治病的基本原则。主动顺应天地阴阳变化的规律，不违反它，在春夏季节调养阳气以适应生长的需要；在秋冬季节调养阴气以适应收藏的需要，与万物一道在生、长、收、藏的生命过程中成长，就像掌握了解牛技巧的庖丁，游刃有余；呼吸天地之精气，洞察秋毫，随规律而动，何病之有呢？

3.生克相依

　　岐伯指出有病了再去治疗是下策，上策是治未病。黄帝说：我知道人有形体离不开天地阴阳。天地阴阳相合，把地域分为九州，一年分为四季十二个月，每月有大月有小月，每天有长有短，产生了万事万物，数不胜数。人如果能顺应四时阴阳规律，通晓寒暑虚实的道理，就能呼吸天地间的精气，生活在天地之间而游刃有余，但是如何才能实现它呢？岐伯说：自然界存在着木、火、土、金、水五行，五行相生相克。比如，木遇到了金属就会被砍伐，火遇到了水就会被熄灭，土遇到了木就会被穿透，金遇到了火就会被熔毁，水遇到了土就会被阻断，万事万物都是这样相生相克，数不胜数。需要说明的是，"土得木而达"，《黄帝内经》成书的年代虽然广泛使用了铁器耕种，但是其理论形成的年代可能很早，而且书是以黄帝和岐伯的名义写的，自然要退到黄帝的时代。那时候铁器还没有使用，耕种都是揉木为耒，掘地耕种用木头，很自然，古人总结出土遇到了木就会被贯通。金得火的"金"也不是黄金的意思，早期的金泛指各种金属制品，一般是铜合金。

这里岐伯谈到了五行的生克又是什么意思呢？实际上，岐伯是以回答的方式来阐述中医治病的总原则，就是相生相克。生克相依，是中华文化认识问题与解决问题的基本方法，更是中医理论治疗疾病最基本的原则。四时之气春温夏热秋凉冬寒，四时之气太过与不及就会影响地气五行出现亢盛与虚衰，比如春天没有到天气就异常地热，这是气太过，太过草木猛长是盛；春天来了天气依然寒风料峭，草木不能正常生长这是不及，不及为衰。人生长在天地间，也会因为天气的异常变化产生虚实之病。实者多热，虚者多寒；虚者补之，实者泻之；热者寒之，寒者热之。中医治病，就是用草木之类药物的温凉寒热偏性来纠正人体的偏亢。就中医理论来说，五脏取象于五行，是用五行的特性来说明五脏的生理，用五行的太过与不及说明五脏的病理，同时用五行的相生与相克特性，阐释脏腑之间的关系以及治疗五行疾病的原则。

岐伯指出，针刺除疾也是运用五行生克的道理。人体有病，不外是气血偏亢产生的各种疾病，治疗的原则是虚则补之，实则泻之，疏通郁闭，解除瘀阻，使气血周流，阴阳和谐。用针刺之术治病，需要注意五个方面的问题：一是治神。治神就是要调摄精神。五脏藏精舍神，神伤则五脏受伤。五神不被扰动则神清性明；五神各安其脏，则益寿延年，这是针刺理论告诉我们的第一点。二曰知养生，即知道饮食有节、起居有常、不妄作劳等养生之道。第三，要知道药物的性味功能。真，指药物的性味功能。大的方面，知道《本草经》所言上药养性，中药养命，下药治病。具体的要知道各种药的温凉寒热特性以及酸苦甘辛咸五味，然后用来祛除人体的偏盛。第四，要会制作各种大小的砭石及针刺工具。第五，要知道五脏出营血阴气，六腑出阳气。五脏六腑有病会显现于肌表。诊，是显现于肌表的征象，唐代王冰注曰"可言之证"，是人们可以看见并说出的征象，医生在临床中观察病人的征象也叫诊。比如肝有病，其显于外的征象是面色发青、脉弦等；心火旺，面色红、口中苦、脉洪大等。现在一般的医生，只是懂得一些小术，而不知道养生祛疾的大道。所谓小术，就是虚证用补法，实证用泻法。而养生的大道是什么呢？是效法天地阴阳的变化规律，随规律而动，应和规律就像回声应和响声，跟随它就像影子随人，那么养生之道就没有什么神秘的，我们生活在天地间就会游刃有余。

4.针刺有道

《宝命全形论》以黄帝和岐伯问答的形式，讨论了两个方面的问题：一是怎样呵护性命，保全形体；二是如何祛除形体的疾病。前面讨论的大多是属于保命的问题，后面讨论的是祛除疾病的方法。岐伯从以下几个方面谈了以针除疾的基本原则和方法。

治神。这里的治神，是指医生在针刺治病的时候，要先清楚病人是神旺还是神亡。《素问·移精变气论》云："得神者昌，失神者亡。"神有很多意思，《灵枢·小针解》曰："神者，正气也。"简单地讲，就是气血和调，五脏功能正常，精力充沛，心理健康所体现出生机蓬勃的生命特征。医生治病的首要工作，是清楚病人的五神是旺盛还是丧失。

决诊。医生清楚了病人之神，确定其可治与否之后，需要决诊。通过仔细的切诊病人三部九候的脉象，确定病人五脏的虚实，以及病位所在，之后才考虑进针。不能像张仲景批评的那样，对病人三部九候的脉象没有一点模糊的印象，病人危重了还没有准确的诊断就施治。在给病人针刺之前，医生一定要屏息静气，即使有很多人看着你，你的心也都要用在治疗上，对旁边的人视若无睹。外面人声嘈杂，你也什么都听不见。诊断的时候要四诊合参，内证和外候相结合，不能仅仅以外部的形证为主，明晰了经气运行的往来之后，才能行针刺补泻之法。

治则。人有虚实，脉细、皮寒、气少、泄利前后、饮食不入，这就是所说的五虚，五虚不要泻；脉盛、皮热、腹胀、大小便不通、闷瞀，这就是所说的五实，五实不要补。在该进针的时候要果断下针，不能迟疑不决。在针刺的时候精神必须专一，不能旁骛，针具要明亮洁净。进针之后，要仔细观察病人形体特征，观察针刺之后病人形体仪表的变化。针刺之后，体内经气所发生的变化非常玄秘微妙，难以用眼睛识别，所以，没有谁知道经气变化的详细情形，就好像我们看天空中结队飞行的飞鸟，它们之间发出鸣鸣唧唧的鸣叫声，人类在下面即使看到它们飞行，但也不知道它们之间说的是什么，更不知道哪只鸟是雄还是雌。医家在留针候气的时候，就好像猎手张弓待发；行针得气需要进行补泻的时候，就好像猎手扣动弓弩的机栝那样果断。

刺法。针刺实证需要用泻法，具体的手法，《灵枢·针解》指出："满而泄之者，针下寒也。"泻法是留针待经气虚、针下寒的时候才出针。针刺虚证要用补法，留针待经气实、针下热的时候才出针。经气到了，需要谨慎地把握针刺的时机而不丧失，针刺是深是浅，医生需根据病情的需要及病人的胖瘦情况灵活运用。

取穴。无论是采用近道取穴法还是远道取穴法，得气的道理是一样的。所谓近取法，就是在病处附近取穴，如头病灸头穴、四肢病灸四肢穴。远取法就是在远离病患处取穴。如心腹的疾病取胫足部位的穴，左病灸右，右病灸左。在针刺的时候要小心翼翼，好像面临深渊大泽，又好像手握调兵遣将的虎符，医生的注意力不能被其他的事物所干扰。

十三、百病始生

黄帝问于岐伯曰："夫百病之始生也，皆生于风雨寒暑、清湿喜怒。喜怒不节则伤藏，风雨则伤上，清湿则伤下。三部之气，所伤异类，愿闻其会。"

岐伯曰："三部之气各不同，或起于阴，或起于阳，请言其方。喜怒不节则伤藏，藏伤则病起于阴也。清湿袭虚，则病起于下。风雨袭虚，则病起于上。是谓三部。至于其淫泆，不可胜数。"

黄帝曰："余固不能数，故问先师，愿卒闻其道。"

岐伯曰："风雨寒热不得虚，邪不能独伤人。卒然逢疾风暴雨而不病者，盖无虚，故邪不能独伤人。此必因虚邪之风，与其身形，两虚相得，乃客其形。两实相逢，众人肉坚。其中于虚邪也，因于天时，与其身形，参以虚实，大病乃成。气有定舍，因处为名，上下中外，分为三员。"

"是故虚邪之中人也，始于皮肤，皮肤缓则腠理开，开则邪从毛发入，入则抵深，深则毛发立，毛发立则淅然，故皮肤痛。留而不去，则传舍于络脉，在络之时，痛于肌肉，其痛之时息，大经乃代。留而不去，传舍于经，在经之时，洒淅喜惊。留而不去，传舍于输，在输之时，六经不通四肢，则肢节痛，腰脊乃强。留而不去，传舍于伏冲之脉，在伏冲之时，体重身痛。留而不去，传舍于肠胃，在肠胃之时，贲响腹胀，多寒则肠鸣飧泄，食不化，多热则溏出糜。留而不去，传舍于肠胃之外，募原之间，留著于脉，稽留而不去，息而成积。或著孙脉，或著络脉，或著经脉，或著输脉，或著于伏冲之脉，或著于膂筋，或著于肠胃之募原，上连于缓筋。邪气淫泆，不可胜论。"

黄帝曰："愿尽闻其所由然。"

岐伯曰："其著孙络之脉而成积者，其积往来上下。臂手孙络之居也，浮而缓，不能句积而止之，故往来移行肠胃之间，水凑渗注灌，濯濯有音，有寒则膜膜满雷引，故时切痛。其著于阳明之经，则挟脐而居，饱食则益大，饥则益小。其著于缓筋也，似阳明之积，饱食则痛，饥则安。其著于肠胃之募原也，痛而外连于缓筋，饱食则安，饥则痛。其著于伏冲之脉者，揣之应手而动，发手则热气下于两股，如汤沃之状。其著于脊筋，在肠后者，饥则积见，饱则积不见，按之不得。其著于输之脉者，闭塞不通，津液不下，孔窍干壅。此邪气之从外入内，从上下也。"

黄帝曰："积之始生，至其已成，奈何？"

岐伯曰："积之始生，得寒乃生，厥乃成积也。"

黄帝曰："其成积奈何"？

岐伯曰："厥气生足悗，悗生胫寒，胫寒则血脉凝涩，血脉凝涩则寒气上入于肠胃，入于肠胃则膜胀，膜胀则肠外之汁沫迫聚不得散，日以成积。卒然多食饮，则肠满。起居不节，用力过度，则络脉伤。阳络伤则血外溢，血外溢则衄血。阴络伤则血内溢，血内溢则后血。肠胃之络伤，则血溢于肠外。肠外有寒，汁沫与血相抟，则并合凝聚不得散，而积成矣。卒然外中于寒，若内伤于忧怒，则气上逆；气上逆，则六输不通，温气不行，凝血蕴裹而不散，津液涩渗著而不去，而积皆成矣。"

黄帝曰："其生于阴者，奈何？"

岐伯曰："忧思伤心，重寒伤肺，忿怒伤肝，醉以入房，汗出当风伤脾，用力过度，若入房汗出浴，则伤肾。此内外三部之所生病者也。"

黄帝曰："善。治之奈何？"

岐伯答曰："察其所痛，以知其应，有余不足，当补则补，当泻则泻，毋逆天时，是谓至治。"

【助读与拓展】

1.病起于阴

我们都知道疾病很多，但是造成疾病的根本原因是什么呢？《素问·阴阳应象大论》曰："治病必求于本。"这个本，就是病因。《百病始生》所探讨的内容是中医理论体系中非常重要的部分——病因。最早论述病因的是秦国的名医医和，他提出了"六气病因"说，即"阴、阳、风、雨、晦、明"。冬寒、夏热、刮风、下雨、夜晚、白天，这六种现象过度就会产生六类疾病。到了《黄帝内经》，对病因的论述更加详细、具体。《素问·调经论》曰："夫邪之生也，或生于阴，或生于阳。其生于阳者，得之风雨寒暑；其生于阴者，得之饮食居处，阴阳喜怒。"《黄帝内经》中很多篇章，写作的人非常注意用分承的修辞手法来增强文章的表现艺术。这一句就运用了分承的修辞手法，把句子还原为正常的顺序是：夫邪之生也，或生于阴，其生于阴者，得之饮食居处，阴阳喜怒；或生于阳，其生于阳者，得之风雨寒暑。阴阳是为事物属性分类的词，天为阳，地为阴；男为阳，女为阴；头为阳，脚为阴，等等。就中医理论来说，病因有阴阳，天之六气为阳，地之五行五味为阴；病位有阴阳，五脏、三阴经、营血为阴，六腑、三阳经、卫气为阳；病性有阴阳，实者为阳，虚者为阴；病状有阴阳，热为阳，寒为阴；药性有阴阳，四气为阳，五味为阴，等等。在中医经典著作中，如果不指明是因为什么事物分类，单独说阴阳，就像汉语的代词"之""其"一样，没有具体的意义。这里的阴阳，就是为人体的内外分类。外部为阳，所谓身体的外就是天之六气，由外部侵犯人体的邪气属于阳邪，阳邪先伤害人体肌肤的阳气、三阳经、六腑，这些病位的疾病又叫阳病；内部为阴，所谓身体的内主要指饮食五味、男女情欲、七情等，从内部产生的伤害人体的邪气属于阴邪，阴邪先伤害人体的营血、三阴经、五脏，这些病位的疾病又叫阴病。

《百病始生》主要论述阴病、阳病发生的原因及其特征。问题的引起还是以黄帝和岐伯的问答形式。黄帝说：各种疾病都生于外邪风雨寒暑，清凉潮湿，以及内邪喜怒哀乐。按人体的上、中、下三部来分类的话，喜怒等七情无度则伤害五脏，五脏在中部；风雨寒暑多从人体上部侵入，所以风寒伤上；寒凉潮湿大多伤害人体的下部。风雨寒暑，喜怒哀乐，寒凉潮湿上、中、下三部的邪气，它们伤人体的部位不同，想听听岐伯的高见。岐伯说：三部之气虽然各不相同，但是按照阴阳来分类的话，也就是病起于阴与起于阳两大类，请允许我谈谈它们的具体情况。喜怒不节伤害五脏，五脏受伤得病，这是病起于阴；清凉寒湿之气侵害虚衰之人则病产生于人体的下部；风雨寒暑之邪侵袭虚衰之人，则病产生于人体的上部，这就是所说的三部之气，分别伤害人体的三个部位。至于三部之邪侵入人体之后扩散蔓延引起的其他疾病，则多的不可胜数。

喜、怒、忧、思、悲、恐、惊七情没有节制，为什么会伤害到我们的五脏呢？中医理论认为，五脏藏五精，即肝藏血，心藏脉，脾藏营，肺藏气，肾藏精；五精住舍五神，即肝舍魂，心舍神，脾舍意，肺舍魄，肾舍志。情志不节会伤害所舍之脏，脏精受伤则导致五脏受伤。五脏所藏的五精不可伤，精伤严重则人亡。神躁动不安则精伤，精伤则脏虚无气，无气就会死亡。我们用最简单的例子来说明七情不节对五脏精的伤害，莫过于失恋。如果热恋的人突然失恋，最明显的表现是憔悴、情绪低落，对人体伤害比得感冒还严重。为什么呢？因为感情的挫折伤害了其所对应的脏器。五脏负责为人体制造、输送各种精华物质，损伤了五脏，自然不会胖而会变瘦、生病。在人体的疾病中，五脏的疾病是最要害的，所以《灵枢·本神》指出："是故五脏，主藏精者也，不可伤，伤则失守而阴虚，阴虚则无气，无气则死矣。"水谷各以其味入五脏以长养五脏，五脏储藏精汁住舍五神，精汁盈满则神旺，神旺则精有守护而不流失，所以五脏之神不可以受伤，五神伤则五脏失去了守护而诸脏阴虚，阴虚过度则人亡。

2.病起于阳

疾病的病因不越内外，外者为阳，内者为阴。外者天气，天之六气有太过与不及，太过与不及导致地之五行、五脏有盛衰虚实之病。饮食五味、七情色欲等可伤五脏，五脏在内为阴，病起于阴。风、雨、寒、暑、清湿等贼风邪气侵犯肌肤腠理，也就是三阳经所在的区域。肌肤腠理在外为阳，病起于阳。张仲景《伤寒杂病论》首篇是辨太阳病脉证并治。三阳经行于人体的肌表，太阳行于背部，阳明行于胸部，少阳行于人体的两侧。风府等穴处于人体后背的颈项部位，风邪最易先犯，所以贼风犯三阳首先侵犯太阳，使人头痛、脊背僵直。三阳脉属六腑连络五脏，三阳脉受邪得病迁延扩散，不及时治疗就会内入六腑。卫气主管汗孔开阖，抵御病邪入侵，邪气犯三阳，气门闭则热不能外散，可出现发烧身热，阳盛不能入眠，则呼吸喘粗。

但是为什么同样是处于风雨寒热六气之下，有的人发病而有的人不发病呢？文章以君臣问答的形式阐释了外因只是引起疾病的条件，病人的身体素质这一内因才是引起疾病的根本原因。岐伯说，风雨寒热是春夏秋冬正常的气候特征，一年四季的风雨寒热如果不遇虚衰之人则不会造成疾病。所谓"得虚"，就是天之六气只有遇到虚衰之人的时候才能产生危害，才能叫贼风邪气。骤然遇到疾风暴雨而不生病是因为其人身体强壮，正气存内，所以无论是什么样的外邪，都不会专门去伤害人。人被贼风邪气所伤，一定是因为身体虚衰，再遇到了能让人生病的贼风，邪气才得以侵犯为病。所谓"虚邪""虚邪之风"，指能让人得病变虚的贼风，而非正常的和风细雨。侵犯人体的风雨寒暑等邪气又叫实风，人肉坚体健为形实，实风不遇虚衰之体的话，就不会产生疾病。所以，人被贼风所伤一定是因为异常的天气和病人虚弱的身体相合，虚体遇到了实邪，才形成大病。贼风邪气侵犯人体是从身体薄弱的地方开始，中医习惯以邪气所犯的地方给疾病命名，如头疼、胸痹等。风雨等邪气侵犯人体肌表的部位，在上为外；清湿寒凉从下面的足部侵犯人体，在下为外；饮食、七情从内伤害五脏六腑，在内为中，所以又可以说，病邪入侵，总的来说就是上部、下部和内部三处。

3.由浅入深

风雨寒热这些阳邪侵犯人体，一般是由表入里，由浅入深。

皮：贼风虚邪犯人体，自外而内，先着于皮肤。皮肤腠理是阳卫之气所处的地方，如果病人阳气不固，皮肉松弛，汗孔易开，则邪气会从毛发汗孔侵入，然后进一步深入。邪气侵入腠理则肌肤寒，寒则毛发竖立。阳虚无以温煦腠理脉络，络脉凝涩不通则疼痛，故皮肤疼。

络：在皮肤腠理之邪如果不能用汗法使邪气出去，留而不去则进一步内传进入络脉。当邪气进入络脉的时候，会造成肌肉疼痛。

经：络脉连于经脉，邪在络脉疼痛不通的时候，与络脉相连的经脉之气就会流动滞涩不畅。邪气客于经脉的时候，会出现寒栗善惊的症状，这是因为经脉内连于五脏，五脏藏精舍神，精神为邪气扰动而出现善惊。

腧：输的本义是输送，五脏六腑之气输布于肌肤并汇聚之处曰输，现在写作肉字旁的腧，如肺气出少商，为井；溜于鱼际，为荥；注于太泉，为输；行于经渠，为经；入于尺泽，为合。这是肺手太阴脉气发于外的五个腧穴。邪气传到经脉，经脉连着五脏，邪扰动了五脏神而使人善惊。如果在这个阶段不加以治疗祛除，邪气就会进一步驻留到五脏六腑之腧，邪气侵入到腧穴的时候，厥阴、少阴、太阴、少阳、阳明、太阳这三阴三阳六脉之气不能相互输布，便会导致肢节疼痛、腰脊僵直。

冲脉：人的半身以上，阳明为表在前，太阴为里在后，太阴、阳明相表里。

冲脉在太阴之下，伏行于肌肤之内，故又叫伏冲之脉。冲脉是五脏六腑十二经脉之海，五脏六腑都禀受它的气血濡养。邪气深入冲脉，十二经之气的流注因此不通畅，便导致身体滞重疼痛。

肠胃：如果邪气处于冲脉还不能祛除的话，就会进一步内传进入肠胃。邪入肠胃可出现肠鸣腹胀，多寒会造成肠鸣飧泄、食谷不化；多热会出现大便溏稀如糜粥。

募原：古代医家对募原的认识不一。王冰注："膜，谓膈间之膜。原，谓膈肓之原。"似指五脏六腑外部的膈膜，或者说连于肠胃的脂膜。隋代杨上善认为，五脏六腑皆有募有原。募分布在胸腹部，在脏腑附近的气穴叫募穴，如肝之募叫期门、胆之募叫日月等。原是指五脏六腑气汇聚之处，如肺出少商，溜于鱼际，注于太渊，太渊为原。肝之原太冲、心之原太陵、肾之原太溪、脾之原太白、胃之原冲阳等十二原。募原为五脏六腑气所发之处，连于经脉。邪入肠胃如果不治疗，会进一步扩散到肠胃之外的募穴、原穴，从而造成血脉凝涩不通利，停滞而产生积。这些积或者在孙脉，或者在络脉，或者在经脉，或者在输，或者在冲脉，或者在膂筋，或者在肠胃的募原，等等。总之，外邪侵犯，如果不及时治疗而让其扩散，就会浸淫蔓延到身体的各处，造成的疾病不可胜数。

4.生积种种

贼风邪气侵犯人体，自皮毛而络脉，由络脉入阳经，由阳经传六腑，不及时治疗的话会产生各种积病。那么，什么是积呢？积的病因、病机及症状如何？

寒邪留着于孙络之脉，可导致气血凝涩而成积，这种积往往能上下移动。邪气侵犯肌肤，停留在手背细小的孙络，孙络与手三阳经内外相连，即小肠手太阳经、大肠手阳明经和三焦手少阳经，邪气通过络脉往来上下。由于孙络浮行于肌表，运行缓慢，不能聚积邪气，邪气随经络行于肠间，令肠间有水动之声。有寒的时候，腹部会胀满，肠鸣出声，常常出现腹部急剧疼痛。邪由表入里，附着于胃阳明经的时候，往往停留在肚脐周围，饱食则脉粗大，饥饿少谷气则脉细小。当邪气驻留于足阳明之筋的时候，其病证似足阳明经之积。饱则大而痛，饥则小而安。《黄帝内经》理论体系中，有十二经脉，还有十二筋。五脏所主：肾主骨，肝主筋，心主脉，脾主肉，肺主皮。筋比脉更有韧性，是附着在骨上的韧带，为肝胆所主，就像网状那样维系骨节，使其能够转动。邪气聚积于肠胃的募原，由于募原外连足阳明筋，故饱食则安，饥则痛。邪气聚积于冲脉的时候，用手按冲脉，手下能感受到脉动。如果抬起手，则热气下行于两股间，两股瞬时如热水浇灌那样，这是邪盛的表现。根据《黄帝内经》理论，十二经脉皆有动处，肺手太阴脉、胃足阳明脉常动不休，其他经脉遇邪才搏动。邪气若聚积于膂筋，膂筋沿着脊柱循行，在小肠后附于脊背。因而饥的时候可以看见，按之可得；饱则不可见，按之难得。邪气聚积于腧脉，即膀胱足太阳脉。足太阳布于人体的肌表，管各个腧穴，络肾属膀胱，所以邪气积于太阳之脉会造成津液不通、大便干壅。这些都是邪气起于阳，必自外而内，从上而下，聚积之处产生的诸多疾病。

从积的产生到积邪为病，那么形成积的病因有哪些呢？

积的产生是因为遇到了寒邪。寒邪入侵，造成阴阳之气逆乱。阴多阳少、手足逆冷叫寒厥。寒邪客于肌表则阳脉虚，寒气逆于下可导致足部滞重不利，进而导致小腿部位寒凉。小腿部位虚寒无阳卫之气温煦，又可导致血流滞缓，寒邪随凝滞的血液继续上行，入于肠胃。进入肠胃的寒邪破坏了肠胃间的阴阳平衡关系，寒邪内停，阴邪偏亢，导致气行不畅。气不行则肠胃胀满，阴寒胀满则腹外的汁沫聚而不散，这样一天天地便形成了肠胃之积。

暴食暴饮，没有节制，肠胃运化不及，导致肠胃胀满，汁溢膜外与血相聚，于是成食积，如婴童痞疾之类；或者起居没有规律，用力过度，导致伤阴阳之络以动其血，伤肠内阳络则血外溢，血外溢则衄血；伤肠内阴络则血内溢，血内溢则便血。肠胃之络伤则血溢于肠外，瘀血得寒，汁沫聚于肠外与血相聚，凝聚而不得散，形成血积。

情志内伤而夹寒成积。人突然外伤于寒，寒邪循经而入于内，再加上内伤忧怒，与自外而入的寒邪相应，内外之邪相搏，厥气逆上，阴气大盛，遂令六腑阳经六输皆不得通肠，温暖的卫气不行，寒血凝涩蕴裹不散，津液不能渗灌，聚而成积。

这是积形成的三种情况。那么如何治疗呢？岐伯指出：凡积之病，皆有疼痛，所以，观察疼痛所在的部位，就能知道积所在之处。掌握了积之为病的病因和病位，就可根据四时之气以行补泻之法，当补则补，当泻则泻，无逆天时，这就是最好的治则。

第四单元　医事医论

十四、养生论

世或有谓神仙可以学得，不死可以力致者；或云上寿百二十，古今所同，过此以往，莫非妖妄者。此皆两失其情。请试粗论之。

夫神仙虽不目见，然记籍所载，前史所传，较而论之，其有必矣。似特受异气，禀之自然，非积学所能致也。至于导养得理，以尽性命，上获千余岁，下可数百年，可有之耳。而世皆不精，故莫能得之。

何以言之？夫服药求汗，或有弗获；而愧情一集，涣然流离。终朝未餐，则嚣然思食；而曾子衔哀，七日不饥。夜分而坐，则低迷思寝；内怀殷忧，则达旦不瞑。劲刷理鬓，醇醴发颜，仅乃得之；壮士之怒，赫然殊观，植发冲冠。由此言之，精神之于形骸，犹国之有君也。神躁于中，而形丧于外，犹君昏于上，国乱于下也。

夫为稼于汤之世，偏有一溉之功者，虽终归于焦烂，必一溉者后枯。然则，一溉之益固不可诬也。而世常谓一怒不足以侵性，一哀不足以伤身，轻而肆之，是犹不识一溉之益，而望嘉谷于旱苗者也。是以君子知形恃神以立，神须形以存，悟生理之易失，知一过之害生。故修性以保神，安心以全身，爱憎不栖于情，忧喜不留于意，泊然无感，而体气和平，又呼吸吐纳，服食养身，使形神相亲，表里俱济也。

夫田种者，一亩十斛，谓之良田，此天下之通称也。不知区种可百余斛也。田、种一也，至于树养不同，则功效相悬。谓商无十倍之价，农无百斛之望，此守常而不变者也。

且豆令人重，榆令人瞑，合欢蠲忿，萱草忘忧，愚智所共知也。薰辛害目，豚鱼不养，常世所识也。虱处头而黑，麝食柏而香，颈处险而瘿，齿居晋而黄。推此而言，凡所食之气，蒸性染身，莫不相应。岂惟蒸之使重而无使轻，害之使暗而无使明，薰之使黄而无使坚，芬之使香而无使延哉？

故神农曰"上药养命，中药养性"者，诚知性命之理，因辅养以通也。而世人不察，惟五谷是见，声色是耽，目惑玄黄，耳务淫哇。滋味煎其府脏，醴醪煮其肠胃，香芳腐其骨髓，喜怒悖其正气，思虑销其精神，哀乐殃其平粹。夫以蕞尔之躯，攻之者非一涂；易竭之身，而外内受敌，身非木石，其能久乎？

其自用甚者，饮食不节，以生百病；好色不倦，以致乏绝；风寒所灾，百毒所伤，中道夭于众难。世皆知笑悼，谓之不善持生也。至于措身失理，亡之于微，积微成损，积损成衰，从衰得白，从白得老，从老得终，闷若无端。中智以下，谓之自然。纵少觉悟，咸叹恨于所遇之初，而不知慎众险于未兆。是由桓侯抱将死之疾，而怒扁鹊之先见，以觉痛之日，为受病之始也。害成于微，而救之于著，故有无功之治；驰骋常人之域，故有一切之寿。仰观俯察，莫不皆然。以多自证，以同自慰，谓天地之理，尽此而已矣。纵闻养生之事，则断以所见，谓之不然；其次狐疑，虽少庶几，莫知所由；其次自力服药，半年一年，劳而未验，志以厌衰，中路复废。或益之以畎浍，而泄之以尾闾，欲坐望显报者；或抑情忍欲，割弃荣愿，而嗜好常在耳目之前，所希在数十年之后，又恐两失，内怀犹豫，心战于内，物诱于外，交赊相倾，如此复败者。

夫至物微妙，可以理知，难以目识。譬犹豫章生七年，然后可觉耳。今以躁竞之心，涉希静之涂，意速而事迟，望近而应远，故莫能相终。

夫悠悠者既以未效不求，而求者以不专丧业，偏恃者以不兼无功，追术者以小道自溺。凡若此类，故欲之者万无一能成也。

善养生者则不然也，清虚静泰，少私寡欲。知名位之伤德，故忽而不营，非欲而强禁也；识厚味之害性，故弃而弗顾，非贪而后抑也。外物以累心不存，神气以醇泊独著。旷然无忧患，寂然无思虑。又守之以一，养之以和，和理日济，同乎大顺。然后蒸以灵芝，润以醴泉，晞以朝阳，绥以五弦，无为自得，体妙心玄，忘欢而后乐足，遗生而后身存。若此以往，庶可与羡门比寿，王乔争年，何为其无有哉！

【拓展与助读】

1.嵇康其人

"养生"一词最早见于《庄子·养生主》中"吾闻庖丁之言，得养生焉"。

文惠君说，我听了庖丁的这一番话，领悟到养生的道理了。"养"即保养、调养、护养，"生"即生命、生存、生长。顾名思义，"养生"就是保养、护养生命，即根据生命发展规律，采取保养身心、减少疾病、增进健康、延年益寿的手段，所进行的强身健体、延年益寿的活动。《养生论》的作者是三国时期著名的文学家、思想家嵇康，他与阮籍、山涛、向秀、刘伶、阮咸、王戎七人，崇尚老庄，顺应自然，曾经相聚于山阳（今河南修武）竹林肆意酣畅，故世称"竹林七贤"。《晋书·嵇康传》记载：嵇康本来姓奚，祖籍会稽，即今浙江绍兴上虞区。这里山川秀丽，人文荟萃，本是得天独厚之处，可是因为先人得罪了仇家，不得已离乡背井迁到了汉代的封国谯国，也就是今天的安徽涡阳。涡阳东北六十华里有座山叫嵇山，他的先人就在山下安了家，遂以嵇为姓。嵇康早年丧父，家境贫困，但仍励志勤学，文学、玄学、音乐等无不博通。他娶曹操曾孙女长乐亭主为妻。曾任中散大夫，史称"嵇中散"。文化学者余秋雨在《遥远的绝响》中说"嵇康堪称中国文化史上第一等的可爱人物"。那他是怎样的可爱呢？

首先，才情横溢。文学方面，嵇康卓有成就，能诗善文，以文见长，著有《嵇中散集》。南朝时期的文学理论家刘勰在其《文心雕龙》说，嵇康诗歌的特点是"清峻"。他的诗今存五十余首，以四言体为多，如《赠秀才入军·其十四》："目送归鸿，手挥五弦。俯仰自得，游心太玄。"此诗想象其兄在行军休息时优游弹琴、神情悠然的高超境界，也表现了自己的寂寞怀念之情。语言浑然天成，形象而又传神。他不仅诗写得好，还是一位音乐家，精于笛、琴，善于音律。南宋时期的刘籍《琴议》记载：嵇康从杜夔的儿子杜猛那里学得《广陵散》，非常喜爱此曲，经常弹奏它，以致招来许多人前来求教，但嵇康概不传授。相传嵇康作《风入松》，又作《长清》《短清》《长侧》《短侧》四首琴曲，被称为"嵇氏四弄"，与蔡邕创作的"蔡氏五弄"合称"九弄"，是我国古代一组著名琴曲。隋炀帝曾把弹奏"九弄"作为取士的条件之一，足见其影响之大，成就之高。嵇康死前索琴弹奏此曲，并慨然长叹：以前袁准曾跟我学习《广陵散》，而我总是秘于技术而不教他，《广陵散》从此断绝了啊！南京西善桥南朝墓出土的模制嵇康画像砖，描绘了嵇康席坐抚琴、气宇轩昂的形象。

其次，风姿特秀。《晋书·嵇康传》记载：嵇康身长七尺八寸，才学深厚，谈吐优雅，风姿绰约，仪表堂堂，但从不修饰自己，天质自然。有一次他在山中游赏，砍柴人误以为他是神仙。南朝宋人刘义庆《世说新语》记载，嵇康的儿子嵇绍始到洛阳，有人对王戎说，嵇绍"如野鹤之在鸡群"。王戎淡淡说道：你还没有见过他的父亲嵇康啊！其子尚如此，可推知嵇康的风度仪态是何等的超凡脱群。《世说新语·容止》称见到嵇康的人有的赞叹道："洒脱庄严，爽朗清扬。"有的说："肃肃如松下吹过的风，高昂而从容。""竹林七贤"之一的山涛说嵇康"为人如同独立的孤松，他醉酒的样子，就像将要崩倒的玉山"。

第三，个性十足。嵇康信奉服食养身，主张回归自然。《嵇康传》记载，起初，嵇康家境贫寒，曾经和向秀一起在大树下打铁卖镰刀补贴家用。颍川的钟会是个出身高贵的公子，是司马氏集团的高官。嵇康经常自称醉酒不能上朝，钟会便特意携有关官员前来打探虚实。嵇康一见这场面就很反感，没理睬他，只是低头干活。钟会待了良久，后怏怏欲离。这时嵇康发话了："何所闻而来？何所见而去？"钟会立即答道："闻所闻而来，见所见而去。"钟会因此深恨嵇康，常在司马昭面前说他的坏话。

具有绝世才情的嵇康遨游竹林，恣肆酣饮，寄情山水实有不得已的苦衷。他生活在魏晋之际，本是励志勤学、多才多艺的文人，因为娶曹操曾孙女长乐亭主为妻，被卷入曹魏和司马氏政争的漩涡之中。曹魏立国未久，司马氏即自恃功高之臣而谋篡权。魏齐王曹芳嘉平二年（249），魏帝曹芳等到高平陵（今河南洛阳市南大石山）扫墓，太傅司马懿乘机诛杀了曹爽和亲近曹氏的何晏等八族，大开诛杀异己之端，制造空前的政治恐怖。司马氏全力打击曹魏的统治基础，为篡位扫平道路。嵇康作为曹魏外戚，在政治上又明显地倾向曹魏，其处境之艰危可想而知。因此他的选择是"遗世坐忘，以保性全真"，抛弃世俗社会的名利富贵，忧愁烦恼，从而保全淳朴的天性以获得应有的寿命。在这样的背景下，嵇康写出了《养生论》。令后人不胜嘘唏的是，他虽然与世无争，但还是没能与王乔比寿，与羡门争年，在他仅仅四十岁的时候就离开了人世。

2. 长寿与神仙

养生保健从古到今都是一大热门话题，上至天子王侯，下到贩夫走卒，没有不对长生久寿报以热切向往的，但是养生的理论不同，方法各异，嵇康是如何看待养生的呢？在《养生论》开头，嵇康首先指出那个时代关于人寿命问题的两个观点：一是有的人认为神仙可以学成，长生不老，永远不死可以通过努力获得；二是有的人说上等的寿命不过一百二十岁，古今都相同，超过这个寿数，都是虚言妖妄之词，是不可信的。然后嵇康提出了自己的寿命观。他认为这两个观点都不正确，为什么呢？神仙虽然没能亲眼看到，但是古代文献中记载的，历代史籍传写的人物中，都明白记述了神仙及其事迹，看来神仙是一定有的了。但是这些神仙似乎独独从自然界禀受了特异的东西，不是长期学习能够获得的。不过要能导气养性得当，使人享尽天年，上等的可以获得一千多岁的寿命，下等的也可获得数百岁的寿命是能够实现的。然而社会上的人都不精通导气养性的方法，所以无人能够获得这样的寿命。

在大部分古人的意识中，养生的终极目标自然是像传说中的神仙那样长生不老，但是，古代的神仙是有在天与在地之分的。道家的神仙观念核心在信仰，最终要落实到现实社会中养炼之类的求仙实践。他们认为人之所以不能活到生命的极限，是因为世俗社会的名利富贵损害了人淳朴的心性，声色滋味伤害了人的形体，人失去了人的本性。要想延年益寿甚至羽化升天，就需要离开尘世，抛弃贪图名利的世俗社会，到身外的大自然中，与天地万物协同一体，内心纯净而没有世人的贪恋，再辅之以适当的锻炼方法，像熊那样攀援，像鸟那样左顾右盼，再服食能延年益寿的药物，在深山云雾中就能够修炼成童颜鹤龄，白须飘飘，其中有奇术的人甚至可以羽化升仙，长生不死。所以东汉时期的名医华佗就模仿古代的神仙家创制五禽戏以延年去疾。班固《汉书·艺文志》总结神仙家的思想时指出：神仙家为了践行生命寿限的真谛，离世绝俗，到身外的大自然中去摆脱世俗社会名利的羁绊，修心养性，把生死看淡，然后心中没有了对死亡的恐惧，再辅之以服食导养，就可以达到延年益寿的目的。然而那些走火入魔的人以长生不死为终极追求目标，妄想羽化升天，从而出现了很多欺骗、怪诞的言论。辞赋家的神仙观念则是出自于幻想，他们心目中的神仙是生活在虚无缥缈的太空，表现在其文学作品里，主要是精神的宣泄和寄托。如白居易《长恨歌》："忽闻海上有仙山，山在虚无缥缈间。楼阁玲珑五云起，其中绰约多仙子。"苏轼《前赤壁赋》："哀吾生之须臾，羡长江之无穷。挟飞仙以遨游，抱明月而长终。"李白《梦游天姥吟留别》："霓为衣兮风为马，云之君兮纷纷而来下。虎鼓瑟兮鸾回车，仙之人兮列如麻。"

嵇康在思想上基本属于道家一派，他把道家的摒弃荣华、远离滋味、清心寡欲、遗事坐忘等保性全真之术当作导养以尽性命的主要手段。他在阐发这种具有独特内容的神仙思想时，又显示出对现实政治的尖锐批判精神。在《养生论》中，一方面他相信神仙确实存在，如后面提到的神仙羡门子高、王子乔等，均见于《史记》等史书和《列仙传》等神仙传记，嵇康对有关记载坚信不疑。另一方面，他又认为这种长生不死的神仙不可以通过学习而获得，认为这些人之所以成仙得道，是因为他们好像从大自然中禀受了一种特异之气，并不是通过长期学习就能达到的。也可以说，这种神仙论是一种基于"宿命论"的较原始的神仙观念，实际上则是肯定历来没有学而成仙的事实。嵇康神仙思想的核心在于第三点，长生不死的神仙虽然不可以通过学习而获得，但是只要在修炼的过程中导气养性，符合规律，便能够活到人性命的极限，上等的寿命可以达到一千余岁，下等的寿命也可以活几百岁，这样的寿命是可以达到的。

3.神为形主

既然通过符合养生规律的导气养性可以让人上获千余岁，下等的寿命也可以有数百年，那么怎样才能做到呢？嵇康从"形"与"神"的辩证关系着手，列举了大量事例和比喻，论述了精神在养生延年中的重要性。

嵇康认为，在形与神的关系中，精神处于绝对主导地位。人的精神对于形体来说，就好像国家有国君那样，所以养生的要务是养神。他通过以下事例说明精神的绝对主导地位。

首先，列举人们常用的发汗祛邪。人们服用药物以求发汗来解除病邪，有时候并不能获得理想的汗出效果，可是惭愧的心情一旦汇集，就会大汗淋漓。这是惭愧这一精神因素比吃药发汗效果明显的例证。

其二，不餐则饥。人整个早晨没有吃饭就会饥肠辘辘，可是曾子由于亲人去世而心情悲伤，七天不吃东西也不饥饿，这是悲伤的心情这一精神因素比吃饭这一物质因素效果明显的例证。

其三，夜半则瞑。人坐到半夜就会昏昏沉沉，很想就寝。如果内心怀着深深的忧愁，即使到了天亮也不会合眼，这也是精神因素具有重大影响的例证。

其四，怒发冲冠。人们用坚硬的梳子梳理鬓发，喝浓烈的醇酒让脸发红，这才仅仅能够得到让人脸红的效果，但是壮士如果发怒，其愤怒之状完全不同，能够使头发竖立，冲起帽子。

从以上的事例可以说明，就形与神的关系来说，精神处于绝对的主导地位，人的精神对于身体，犹如国家的君主。精神在内躁动不安，身体就会在外受到损害，犹如君主在上位昏庸无道，国人就会在下边作乱一样。所以养生之要，在于养神。

需要说明的是，以《黄帝内经》为代表的中医养生理论认为，人体有三要：精、气、神。精，指人体内长养身体的精微物质，即形体由精微物质长成。气，是指温煦肌肤、抵御病邪的阳气。神，指人的精神、意识。中医理论也非常重视神在养生延年中的重要性，认为神能统御精神，在人的整个生命活动中就像一个统领千军万马的将军，没有将军，部队就散了，就没法打仗。人如果神不守舍，精神恍惚，就不能认真地做事，严重的会导致精神疾患。精神还能让身体对四季寒热的变化做出适当的调整。精神错乱或者没有了神，人就处于完全不正常或者接近死亡的状态。另外，和于喜怒。就是调节喜怒，让人不大喜大悲，喜怒过分就容易患神经类疾病。

就形与神的关系来说，中医理论有别于嵇康的精神绝对论。中医理论认为，形与神处于同等重要的地位，二者互相促进。形精强壮则神、气皆旺，神、气旺则精有守护，二者相互促进，则健康无病。精神旺盛，机体适应环境和抵抗疾病的能力就强，所以古人强调要"闭目养神"，去除杂念，恬恢虚无，使内无忧虑之患，外无邪气之扰。如果神衰，则病健忘、心悸等，所以有"得神者昌，失神者亡""精神内守，病安从来"的说法。嵇康的养生观过于强调神的重要性，不免有失偏颇。

4.一过害生

嵇康认定，精神是决定人能否获得上等寿命的关键，那么养生就要从养神开始。他指出，普通人错误的养生观念与不良行为，是造成人半百而亡、中道夭折的主要原因。世上最普遍的错误观念是养生无用，嵇康举商汤时期大旱的例子予以驳斥。

传说在商汤时期有七年大旱，寸草不生，但是在这样的大旱之年种庄稼，唯独有过一次灌溉的禾苗，虽然终归也要焦枯死亡，但是被灌溉过一定是后死亡。人们养生虽然不能如古代仙人那样羽化升天，成为神仙，但是一定要注意养生的人后死亡，就像灌溉过一次的庄稼后焦枯是一样的。所以，对一次灌溉的益处不能轻视！可是社会上常常有人说一次生气不能够伤害生机，一次悲哀不能够伤害身体，于是轻视并放纵这些错误的观念与不良行为。这样的人犹如不明白一次灌溉的益处，却希望从干枯的禾苗中长出籽粒饱满的谷物。因此，精通养生之道的人深深地明白形体需要靠精神存立，精神消亡形体也会腐烂化灭；人的精神是否旺盛饱满，需要有强健的身体提供物质基础。明白旺盛的生命力容易丧失，懂得一次过错也会伤害生命，所以修养性情来保养精神，使心志安定来保全身体，在感情上不留存爱憎，在心中没有忧喜，清净淡泊，不对人世间的功名利禄与喜怒哀乐有任何感触，这样就会身体康健，气血和顺。然后再用养生之术来锻炼，比如吸入清气，吐出浊气，坚持服食延年益寿的药物，使身体和精神相互融合，这样精神与形体就会相辅相成，怎么会有不长寿之理呢？

　　嵇康强调养生要节制人的七情，这也是符合中医理论的。《素问·举痛论》指出"百病生于气"，比如怒则人的气逆乱，严重的话让人吐血。心情愉悦则志意和顺，心情畅达，营卫之气运行通利。忧愁悲伤会让人体内的气瘀滞而不能正常运行。恐惧过度会导致精血下行，严重的会出现面色苍白、头昏，甚至出现大小便失禁、男子遗精、孕妇流产等现象。悲哀过度会导致心系急迫，上焦之气不得宣通，热气相蒸于其中而使气消耗。长时间思虑太过会造成气血受阻，郁结而不能通畅运行于周身。思为脾的情志，思虑过度会影响脾脏运化水谷。养生延年之道在于避免七情过度，然后通过运动强健形体，通过服食药物调理气机，如此是可以获得上等的寿命的。

　　对于那些认为养生无效的观点，上等的寿命也只有120岁的错误认识，嵇康用农民种地的例子予以驳斥。他指出，人们普通认为农民采用传统的散播漫种的耕作方法，一亩地能产出十斛粮食就叫良田，不知道采用区种法，精耕细作，集中施肥灌溉，合理密植的话，一亩地能产出一百多斛粮食。那些土地和种子都是一样的，但是种植管理的方法不同，收获就会相差很大。认为商人没有十倍的利润、农民没有一亩地收获百斛粮食的希望，都是墨守成规而不知变化的看法！那些认为导气养生符合规律也不能延年益寿的人，也是守常而不知道变通的人啊！

　　人们都知道五谷为养，五果为助，五畜为益，五菜为充。五味和调，气血流通，筋骨强劲，五脏安和，人能健康长寿。然而五味不和或者太过都会伤害人体。世间万物，有的对人体有害，有的对人体有利，养生是取万物之利以使人生长，避万物之害以使人健康。比如常吃黑豆会让人身体沉重，行走不便；过量食用榆皮和榆叶会让人昏昏欲睡；合欢皮能让人消除郁忿，萱草能让人忘记忧愁，这些常识是世人皆知的。大蒜辛辣会伤害眼睛，河豚有毒不能食用，这也是世人都懂的道理。身上虱子寄生在头上就会逐渐变黑，麝吃了柏叶就能产麝香；有些生活在山区的人由于水土不服颈部会生瘿病，晋地的人由于水土的原因牙齿会变黄。从这些情况推论来说，凡是人们饮食的东西都有其偏性，会熏陶人的性情，感染人的身体，无不产生相应的作用。难道只是吃了黑豆而使身体沉重，而没有什么东西能使身体变轻健吗？大蒜伤害眼睛使之昏暗，难道没有什么东西能使之明亮吗？水土环境熏染牙齿使之变黄，难道就没有什么方法使人的牙齿洁白坚固吗？柏叶的香气熏染麝使它产生麝香，难道就没有什么东西使它生成臭物吗？

人养生延年是取天地万物之利而避其害，因此神农氏说"上品药保养生命，中品药调养性情"，这实在是深知养性保命的道理，寻找并借助药物的偏性来辅助养护身体，从而使人的气血通畅，阴阳和调啊！可是社会上的人不去仔细思考这一道理，只是看到五谷好吃，经常沉溺于声色之中，眼睛被天地间的事物所迷惑，耳朵致力于欣赏淫邪的音乐，让肥甘厚味煎熬他们的脏腑，美酒烧灼他们的肠胃，香气腐蚀他们的骨髓，喜怒等不良情绪扰乱他们的正气，思虑损耗他们的精神，哀乐损害他们宁静纯净的心性。弱小的身体，摧残它的东西不是来自一个方面；容易耗尽的身体，内外受到攻击，身体不是木石，怎么能长久呢！

5.养生之难

《养生论》用了极大的篇幅，列举了不善养生的危害，并从以下几个方面剖析了养生不能取效而最终失败的原因。

一是饮食不节，好色不倦。那些自行其是、不听劝告的人，饮食没有节制，善食肥甘厚腻，暴饮暴食，因而产生各种疾病；贪好女色而不知疲倦，导致精血亏竭，成为风寒侵袭的对象，各种毒邪伤害的目标，在生命的中途因种种灾难而早死。社会上的人都只知道嘲笑或哀伤，说他们不善于养生。嵇康在《答难养生论》中指出，养生有五难，其中"声色不去，此三难也；滋味不绝，此四难也"。贪声好色、纵欲过度、饮食肥甘厚味都是养生的大难。《素问》第一篇就强调，养生之要是"食饮有节，起居有常，不妄劳作"，不能"以酒为浆，以妄为常，醉以入房，以欲竭其精，以耗散其真"。饮食起居要有规律，不能随心所欲地行事，高兴了过度运动劳作；贪图享受的时候四体不勤，五谷不分；喝酒贪色没有节制，习以为常，而且以酒助兴，乘兴行房，竭尽淫乐，这样不仅耗竭了阴精，损耗了真阳，还使形神不能相互促进。

二是将身不谨，害成于微。在调养身体方面不谨慎，违反养生的基本规律。在细小的方面粗心大意，导致对身体造成损害。这些损害日积月累，导致身体衰弱，进而从衰弱发展到头发变白，从头发变白发展到身体衰老，由衰老最终发展到生命终结，然而却糊里糊涂地不知道其中的原因。中等才智以下的人，还以为那是自然的规律。纵使稍有醒悟的人，也只是在患病之后叹息并表示遗憾，却不知道在疾病还没有显示征兆的时候就小心防范各种危害。这犹如齐桓侯染上了将死的疾病，却对扁鹊的先见之明生气一样，把感到病痛的时候当作患病的开始。病害是在没有明显征兆的时候就已经形成，却在病情显著之后救治它，所以治疗只会白费力气；奔波于常人之间，不能超凡脱俗，所以只能有普通人的寿命。

三是以多自证，以同自慰。仰观俯察，纵览古今，没有谁不是这样的寿命。用多数人的情况来证实自己的观点，以他人的寿命跟自己相同来自我安慰，认为天地之间的事理，完全都在这里了。所以这些人纵使听到了养生之理，也会用自己有限的见识去评判它，认为养生不能延年；有的人听了养生之道，有点羡慕养生的精妙，却不知道养生的方法与途径。

四是志不坚定，中路复废。有的人希望长寿延年，有志于养生，自己努力服用丹药，但服了半年一年之后，却没有看到明显效果，养生的志向因此倦怠而衰退下来，中途又放弃了。

五是抑情忍欲，心战于内。《答难养生论》把"名利不灭"列为养生第一难，"神虑转发"列为第五难。一个人如果孜孜于名利，自然整天会神牵梦绕，遂意了喜，失败了忧，忧思伤神，神伤则精伤，怎么可能延年益寿呢？嵇康举例说明，有的人补益身体就像田间小水沟的涓涓细流一样，可是损耗身体却像江河入海，又多又快，如此还想坐等明显的好报；有的人压抑性情，强忍欲望，违心舍弃食色的欲望，可是世俗的嗜好又常常萦绕在耳目之前，而期待的养生功效却要在数十年之后才能显现，于是又担心两者都会失去，从而犹豫不决。思想在内部交争，物欲在外面诱惑，近前的食色享受与远期的养生功效相互排斥，这样又导致养生失败。

六是无恒不专，丧失功业。养生贵在恒心，嵇康指出，养生的道理隐微奥妙，可以从事理上推知，难以用眼睛识别，就好像枕木与樟木，生长七年之后才能区分开来。如果以急于求成的心理跨入清心寡欲的养生之路，意图速成但是收效缓慢，希望很快看到功效但是应验久远，因此不能把养生之事坚持到底。普通人因为没能很快看到效验而不再追求养生，追求养生的人由于不专心而丧失功业，片面依靠一种方法的人由于不全面也会最终没有建树，追求技术的人依仗自己会一点小技而沉湎于其中。如此，能享尽天年的一万个人里面也没有一个人能成功。

6.导养得理，寿比羡门

前面列举了养生失败的种种情况，那么正确的养生之道怎样呢？

首先，要清心寡欲，抛弃名利。嵇康认为，善于养生的人都能清净安泰，很少有私心杂欲。他们知道名利地位这些身外之物会损伤精神和危害道德修养，所以轻视它而不去营求，并不是有这些欲望而去强行禁止；懂得膏粱厚味会摧残生机性命，所以决意抛弃而不顾恋，并不是有了贪心才去抑制。深深地明白身外之物劳累心智而不留意萦怀，所以精神因淳朴淡泊而更加旺盛，心胸开阔再也没有忧愁恐惧等不良情绪，内心纯净而没有劳心思虑之苦。

其次，抱守纯一之理，调养和谐之气。"一"是中国道家学说中一个非常重要的哲学概念，老子《道德经》曰："一生二，二生三，三生万物。万物负阴而抱阳，冲气以为和""圣人抱一为天下式。"这里都强调了"一"的重要性。一是数的开始，也是最小的数，由此开始，可以达到无限大。

道家学说认为，天地万物都始于"一"，这个"一"在先秦诸子百家中又叫太极、太玄、太一。太极动而分阴阳，最大的阴阳是天地，这就是由一生二。天地阴阳之气相合而产生万物，而人是万物之中最宝贵的，所以《素问·宝命全形论》指出："天覆地载，万物悉备，莫贵于人。"天地阴阳之气升降沟通而生万物，这就是二生三。三为多之称，历史上记载孔子勤于学习，导致"韦编三绝"，就是用牛皮编的书简被孔子读断了很多次。

天地阴阳相合产生万事万物，以及高度智慧的人类。"抱一为天下式"，就是养生要恪守天地阴阳变化的规律，"阳生阴长，阳杀阴藏"。春阳生，万物茂长；秋阳衰，万物收藏；抱守天地阴阳的变化规律，春生、夏长、秋收、冬藏，顺应而不违逆阴阳的规律，就能与天地为一。晋代葛洪《抱朴子·地真》云："一能成阴生阳，推步寒暑。春得一以发，夏得一以长，秋得一以收，冬得一以藏。"一是天地太初之始，能生天地阴阳，演变为春夏秋冬。所以春天得一而萌生，夏天得一而茂长，秋天得一而收获，冬天得一而潜藏。嵇康强调养生要"抱之以一"，就是要恪守天地阴阳变化之理，不能逆春、夏、秋、冬四时之气而动。一生阴阳，阴阳即天地；天阳有六气，风热暑湿燥寒。地阴有五行，木火土金水。阳动而万物生，但是六气宜和而不能有太过与不及之病，六气暴戾则导致五行有盛衰之疾。冲气就是阴阳升降交流之气，气贵和，和则生万物。人养生也要养和谐之气，心静气和，行为符合节度。不断地颐养人的平和之气，平和之气与顺应阴阳规律的行为结合起来，二者相互促进，最终会达到延年益寿，与天地为一的"大顺"境界。

最后，沐浴自然，寿比羡门。嵇康认为，有了正确的养生观念，能够顺应天地阴阳的变化规律，做到这一点还不够，还要有积极的养生实践，用五禽戏之类的健身术锻炼身体，服食延年益寿的药物调养身体，用灵芝来熏染身体，饮用甘美的泉水来滋养身体，经常沐浴早晨的阳光，欣赏美妙的音乐，顺应自然不要刻意地追求，这样就会身体康健，心态平和，不刻意追求欢悦就会经常愉悦快乐，抛弃对死亡的恐惧就会身心愉悦，与天地同存。如果能做到这些并持之以恒，或许能够和著名的神仙羡门子高比比寿命长短，与王子乔争一争年岁的高低，上获千余岁，下可数百年，又怎么能说没有这样的寿命呢？

十五、大医精诚

张湛曰："夫经方之难精，由来尚矣。"今病有内同而外异，亦有内异而外同，故五脏六腑之盈虚，血脉荣卫之通塞，固非耳目之所察，必先诊候以审之。而寸口关尺，有浮沉弦紧之乱；俞穴流注，有高下浅深之差；肌肤筋骨，有厚薄刚柔之异。惟用心精微者，始可与言于兹矣。今以至精至微之事，求之于至粗至浅之思，其不殆哉！若盈而益之，虚而损之，通而彻之，塞而壅之，寒而冷之，热而温之，是重加其疾。而望其生，吾见其死矣。故医方卜筮，艺能之难精者也。既非神授，何以得其幽微？世有愚者，读方三年，便谓天下无病可治；及治病三年，乃知天下无方可用。故学者必须博极医源，精勤不倦，不得道听途说，而言医道已了，深自误哉！

凡大医治病，必当安神定志，无欲无求，先发大慈恻隐之心，誓愿普救含灵之苦。若有疾厄来求救者，不得问其贵贱贫富，长幼妍蚩，怨亲善友，华夷愚智，普同一等，皆如至亲之想，亦不得瞻前顾后，自虑吉凶，护惜身命。见彼苦恼，若己有之，深心凄怆，勿避险巇、昼夜、寒暑、饥渴、疲劳，一心赴救，无作功夫形迹之心。如此可为苍生大医，反此则是含灵巨贼。

自古名贤治病，多用生命以济危急，虽曰贱畜贵人，至于爱命，人畜一也。损彼益己，物情同患，况于人乎！夫杀生求生，去生更远。吾今此方所以不用生命为药者，良由此也。其虻虫、水蛭之属，市有先死者，则市而用之，不在此例。只如鸡卵一物，以其混沌未分，必有大段要急之处，不得已隐忍而用之。能不用者，斯为大哲，亦所不及也。其有患疮痍、下痢，臭秽不可瞻视，人所恶见者，但发惭愧凄怜忧恤之意，不得起一念蒂芥之心，是吾之志也。

夫大医之体，欲得澄神内视，望之俨然，宽裕汪汪，不皎不昧。省病诊疾，至意深心；详察形候，纤毫勿失；处判针药，无得参差。虽曰病宜速救，要须临事不惑，惟当审谛覃思，不得于性命之上，率尔自逞俊快，邀射名誉，甚不仁矣！又到病家，纵绮罗满目，勿左右顾眄；丝竹凑耳，无得似有所娱；珍馐迭荐，食如无味；醽醁兼陈，看有若无。所以尔者，夫一人向隅，满堂不乐，而况病人苦楚，不离斯须。而医者安然欢娱，傲然自得，兹乃人神之所共耻，至人之所不为。斯盖医之本意也。

夫为医之法，不得多语调笑，谈谑喧哗，道说是非，议论人物，炫耀声名，訾毁诸医，自矜己德。偶然治瘥一病，则昂头戴面，而有自许之貌，谓天下无双，此医人之膏肓也。

老君曰："人行阳德，人自报之；人行阴德，鬼神报之。人行阳恶，人自报之；人行阴恶，鬼神害之。"寻此二途，阴阳报施，岂诬也哉？所以医人不得恃己所长，专心经略财物，但作救苦之心，于冥运道中，自感多福者耳。又不得以彼富贵，处以珍贵之药，令彼难求，自炫功能，谅非忠恕之道。志存救济，故亦曲碎论之，学者不可耻言之鄙俚也。

【助读与拓展】

1.博极医源，精勤不倦

《大医精诚》是我国古代论述医德思想的典范之作，也是历代医家必须习诵的医学名篇。文章作者孙思邈是隋唐时期中国伟大的医药学家，他认为人命贵于千金，所以他的两部重要医学著作分别命名为《备急千金要方》《千金翼方》。这两部书是孙思邈毕生心血的结晶，同时也奠定了他在医学史上崇高的地位。《大医精诚》选自《备急千金要方》。

张湛，字处度，东晋学者，出身仕宦之家，有才学，懂医术，通晓养生。

他说："夫经方之难精，由来尚矣。"认为医学难以精通，这种情况已经存在很久了。主要表现在：第一，有的疾病本质相同，外部表象不一；有的疾病本质不同，但外部表象相同，所以疾病的本质难以辨别。如《华佗传》中讲到府吏倪寻、李延二人到华佗那里看病，从外部表象看二人都是头痛身热，患病相同，但是二人所患疾病的本质不同，施治方法也就不同。倪寻患的是宿食积滞，病位在内在里，治以泻下宿食积热。李延是正邪相争的太阳伤寒表实证，病位在外在表，故宜解表发汗。第二，五脏六腑的盈虚、血脉营卫的通塞，本来就不是单凭所看所闻就能察辨得到的，必须先通过诊察证候来辨别。第三，寸口关尺的脉象，浮沉弦紧容易混淆；穴位经络气血的运行灌注，有高低深浅的区别；肌肤筋骨又有厚薄刚柔的差异。由于病人的脉象、经络、筋骨各有不同，只有用心精微的人才可以学医。对于像医学这样非常精深微妙的事情，如果用非常粗糙肤浅的思想去探求它，难道不是十分危险的吗？孙思邈从征象有真假、脏腑有虚实等方面论述了医道难以精通。

当疾病到来的时候，医生如果不能详查形候，本为实证，却用补法；本为虚证，却用泻法；本为泻下之证，却用通利之法；本为闭塞证，却用固涩之法。用药时，本为寒证，却用寒凉之药，使之更寒；本为热证，却用温热之药，使之更热，这样只能进一步加重他的疾病。以此治病，虽然你希望他活，但我却只看见病人走向死亡。其实孙思邈在这里用这六个例证，是给我们诠释了本文的第二"精"，即医学是诸多技艺当中难以精通的技能。社会上有些愚蠢的人，读了三年医方，就认为天下没有什么治不了的病；等到治病三年，才知道天下有些病无方可用，所以强调学医之人必须广泛穷尽地研究医学本源，专心勤奋，毫不懈怠，不可以道听途说，便说医道已经全部掌握，否则将严重地贻误自己啊！

2.大医精诚，厚德怀仁

孙思邈《大医精诚》首段围绕"精"字来展开论述，提出医学是极其精微的事，看似易学，实际上难以精通。学医的人不能一知半解，自满傲慢，要博览群书，精勤不辍。除了有精湛的技术，还要具备大医的道德操守。

第一，要有仁慈之心。大医治病要安神定志，淡泊名利，无欲无求，对病人的不幸要表示怜悯，用精湛的医术，使病人脱离疾病的困厄。

第二，要有平等之心。面对前来求救的病人，不能问其贵贱贫富，无论年长年幼，容貌美丑，亲疏远近，本族异族，聪明愚蠢，都要一视同仁，当自己的亲人看待。

第三，要有利他之心。医疗活动既是解除疾苦、拯救性命的仁术，也是充满责任与风险的职业。医生前去给病人诊治之时，不能顾虑重重，担心有些疾病深重难治，影响自己的安全与名誉而犹豫不决，只考虑自己的身份性命。作为一名医生要有利他的牺牲奉献精神，看到病人的痛苦，就像自己遭受同样的痛苦一样。要心怀悲悯之情，不畏艰险，不分昼夜寒暑，不顾饥渴疲劳，一心一意为病人解除痛苦，更不要产生怕耽搁时间而婉言拒绝的心思。只有这样，才能称之为苍生大医，如果与此相反那就是对百姓凶残暴虐的人。

孙思邈是隋末唐初人，当时学者重要的特点是不重门户，儒、释、道皆通，所以他的《大医精诚》与当时盛行的佛学思想有密切的联系。佛教僧徒在修行之时，强调应该有慈悲之心，立志救度一切众生，不生嗔恚之心，施于一切众生欢乐。孙思邈把这种仁爱怜悯之心引入医学，作为医家应有的职业道德观，丰富了医德的内涵。

在用药方面，他强调尽可能不用活物入药，轻易不要杀害有生命之物，并指出，自古以来，名医治病，多用活物来救助危急的病人，这是以牲畜为贱、以人类为贵的思想所致。虽然人贵畜贱，但是在爱惜生命这一点上，人类和牲畜都是一样的，损害牲畜的生命来补益人类自己的生命，这是物情和人情都应忌恨的，更何况是有仁爱之心的人呢？杀害有生命的物体以求得人的生存，这距离医生拯救生命的本意更远。所以孙思邈《备急千金要方》中的药材以植物和矿物为主，他也不轻易用有生命之物入药。至于虻虫、水蛭这一类药物，街市上有已经死的可以买来使用，不在忌用范围。只是像鸡蛋这种东西，因为它还处于混沌未分，没有长出小鸡的状态，必定要在重要紧急的时候，不得已时勉强忍痛才使用。如果连鸡蛋这些都不用就能把危急之病治好，那才是技精德厚的大医家，而这些我现在还做不到。如果病人患疮痍、泻痢，臭秽不堪入目，医生要萌发羞愧悲伤、怜悯之心，不能有一丝的不快与怨恨之心，这是我的志向啊！

3.大医之体，为医之法

孙思邈强调大医要有精湛的技术、仁爱之心，而这些都要体现在诊治疾病的过程中。第一，诊断之前，要心神安定，排除杂念，看上去庄重大方，气度宽宏，不卑不亢。第二，诊断之中，要用心专一，详细观察形体表现出的证候，不要有丝毫失误。处方治疗，不出差错。第三，诊断之后，还要不慌不乱。虽然说疾病应该赶快抢救，但是在临证的时候不能手忙脚乱，要周密审查，深入思考，不能在人命关天的大事上，轻率地治疗，以此炫耀自己医技出众，动作快速，这样追求声誉是非常不仁道的。第四，医生到病人家中去诊治的时候，即使病人家里身穿绫罗绸缎的女子满眼都是，也不要左右张望；美妙的乐曲在耳边回响，也不能表现出欢乐愉悦而完全陶醉的样子；珍贵味美的食物交替进献，吃的过程中也要味同嚼蜡。这样要求是因为一人独自对着墙角哭泣，一堂之人都不会高兴。病人家中有人生病，全家人都不会有欢愉之情。更何况病人的痛苦，片刻不离，医生如果心安理得地自我欢快娱乐，这种行为是人神都认为可耻的，思想道德高尚的人不应该做出这些举动。以上所说，都是大医应该具备的基本道德原则。孙思邈提到的"至人"，见《庄子·逍遥游》："至人无己，神人无功，圣人无名。"是说道德修养高尚的"至人"能打破外物限制，达到忘我的境界，做到淡泊名利，置身于功名利禄之外。在孙思邈看来，那些医术精湛、医德高尚的大医，其思想修养应该是近乎完美的"至人"。

前面孙思邈对大医应该具备的道德品德从四个方面进行了强调，接着对大医应该具有的形象风度也做了具体的要求。首先，平时面对病人，不可多言取乐，高声谈笑。其次，面对同行，不能说长道短，非议别人，炫耀声名，更不能诽谤众医，夸耀自己的功德。最后，要谦虚谨慎，不能偶然治愈一个病人就昂头仰面，有夸夸自诩的样子，认为自己天下无双，这是医生难以去除的恶劣习气。

文章最后引用春秋时期道家学派创始人老子的话说：人如果公开做一些有利于社会的善行，社会自然会给予褒奖；人如果在私下做一些有益于社会的善行，"鬼神"会报答他。但是，人如果公开地在社会上行凶作恶，社会的法律道德会惩罚他；如果在私下做一些恶行恶事，"鬼神"会报复他。老子所说的"鬼神"我们今天虽然不相信，但是行凶作恶的人所做的恶行，即使没有被人发现，也必然受到强大的法律与社会伦理道德的威压，担心罪恶暴露而胆战心惊，不得安宁。从这个角度来说，老子认为，善行会得到社会的褒奖，恶行会受到惩罚与谴责，这难道是骗人的吗？孙思邈引用老子的话，意在告诫医生要有一颗仁爱之心，不能凭借自己擅长的本领，一心谋求钱财，要有拯救苦难之心。不计名利的行为，自然会有所回报。医者更不能因为病人富有，就用贵重药物，使他们难以求取，以此来炫耀自己的才能，这样做实在有违忠恕之道。孙思邈说，我心怀救世济民之心，琐碎地谈论了这些道理，希望学医者不要因为我的话有些粗鄙，而耻于入心啊！

中国传统文化的培养，最重要的是道德文化的培养。这种道德文化渗透于社会生活的各个领域，当然也包括医学领域。"德术并重"历来是中医学的重要特征，作为医务工作者，最重要、最首要的任务是医德的培养。伏羲尝百药，创制九针，人们才开始用针具治病。神农尝尽百草的滋味，使人们知道什么东西损害身体，不能食用；什么东西滋养身体，可以食用；什么东西可以延年益寿，什么东西可以祛除疾病。这些都说明在最初的医事活动中就有医者自我牺牲的大医之德存在。孙思邈的大医思想，不仅使我们对"德术并重"有了更深刻的理解和认识，也给我们指明了医生应该具备的品德及行为规范，今天学医之人应该不断习诵，铭记于心。

十六、汗下吐三法该尽治病诠

人身不过表里，气血不过虚实。表实者里必虚，里实者表必虚，经实者络必虚，络实者经必虚，病之常也。良工之治病，先治其实，后治其虚，亦有不治其虚时。粗工之治病，或治其虚，或治其实，有时而幸中，有时而不中。谬工之治病，实实虚虚，其误人之迹常著，故可得而罪也。惟庸工之治病，纯补其虚，不敢治其实，举世皆曰平稳，误人而不见其迹。渠亦不自省其过，虽终老而不悔，且曰："吾用补药也，何罪焉？"病人亦曰："彼以补药补我，彼何罪焉？"虽死而亦不知觉。夫粗工之与谬工，非不误人，惟庸工误人最深，如鲧湮洪水，不知五行之道。

夫补者人所喜，攻者人所恶，医者与其逆病人之心而不见用，不若顺病人之心而获利也，岂复计病者之死生乎？呜呼！世无真识，谁能别之？今余著此吐汗下三法之诠，所以该治病之法也，庶几来者有所凭藉耳。

夫病之一物，非人身素有之也。或自外而入，或由内而生，皆邪气也。邪气加诸身，速攻之可也，速去之可也，揽而留之，可乎？虽愚夫愚妇，皆知其不可也。及其闻攻则不悦，闻补则乐之。今之医者曰："当先固其元气，元气实，邪自去。"世间如此妄人，何其多也！

夫邪之中人，轻则传久而自尽，颇甚则传久而难已，更甚则暴死。若先论固其元气，以补剂补之，真气未胜，而邪已交驰横骛而不可制矣。惟脉脱、下虚、无邪、无积之人，始可议补；其余有邪积之人而议补者，皆鲧湮洪水之徒也。

今余论吐、汗、下三法，先论攻其邪，邪去而元气自复也。况予所论之三法，识练日久，至精至熟，有得无失，所以敢为来者言也。

天之六气，风、暑、火、湿、燥、寒；地之六气，雾、露、雨、雹、冰、泥；人之六味，酸、苦、甘、辛、咸、淡。故天邪发病，多在乎上；地邪发病，多在乎下；人邪发病，多在乎中。此为发病之三也。处之者三，出之者亦三也。诸风寒之邪，结搏皮肤之间，藏于经络之内，留而不去，或发疼痛走注，麻痹不仁，及四肢肿痒拘挛，可汗而出之；风痰宿食，在膈或上脘，可涌而出之；寒湿痼冷，热客下焦，在下之病，可泄而出之。《内经》散论诸病，非一状也；流言治法，非一阶也。《至真要大论》等数篇言运气所生诸病，各断以酸苦甘辛咸淡以总括之。其言补，时见一二；然其补，非今之所谓补也，文具于《补论》条下，如辛补肝，咸补心，甘补肾，酸补脾，苦补肺。若此之补，乃所以发腠理，致津液，通血气。至其统论诸药，则曰：辛甘淡三味为阳，酸苦咸三味为阴。辛甘发散，淡渗泄，酸苦咸涌泄。发散者归于汗，涌者归于吐，泄者归于下。渗为解表，归于汗；泄为利小溲，归于下。殊不言补。乃知圣人止有三法，无第四法也。

然则，圣人不言补乎？曰：盖汗下吐，以若草木治病者也。补者，以谷肉果菜养口体者也。夫谷肉果菜之属，犹君之德教也；汗下吐之属，犹君之刑罚也。故曰：德教，兴平之粱肉；刑罚，治乱之药石。若人无病，粱肉而已；及其有病，当先诛伐有过。病之去也，粱肉补之，如世已治矣，刑措而不用。岂可以药石为补哉？必欲去大病大瘵，非吐汗下未由也已。

【助读与拓展】

1.子和与《儒门事亲》

张子和与刘完素、李东垣、朱震亨齐名，被后世称为"金元四大家"，张氏祖居地属于春秋时期的戴国，又自号"戴人"。南宋绍兴二十六年（1156），张子和出生于睢州考城，今天河南省兰考县境内，当时正是宋金对峙、社会动荡的年代。他十余岁从父学医，二十岁左右悬壶应诊，五十多岁的时候曾经被征短暂从军，做随军医生。

宋金时期的学者刘祁在《归潜志》中记载了张子和轶事。刘祁指出，张子和名重东州，由于其杰出的医学成就和神奇的疗效，得到当时士大夫的广泛称赞，六十岁左右被推荐为太医，但是很快便离职返乡，回到古陈州（今河南省淮阳县）开始了隐居生活，主要从事医疗、讲学、著书活动。他辞归的原因，一般认为因长期在民间行医，治病善于运用汗、下、吐三法，而这些方法并不容易被喜欢温补的宫廷贵族所接受，其惊世骇俗的攻邪学说也不能被同行所理解。刘祁言他"为人放诞，无威仪"，恃才傲物，不屑于屈膝奉迎，这也是他很快辞职返乡的原因。

张子和的学术思想宗法于河间郡的刘完素，用药偏于寒凉，治病以吐、汗、下三法为主，反对滥用温补。作为一个医技高超、有着高度责任心的大医，其学术思想和治疗原则与当时的社会背景密切相关。

唐宋时期，滥用温补药物的风气盛行。张子和指出，一些达官贵族，妻妾成群，"醉饱之余，无所用心，而因致力于床笫"之乐。这些人为了满足其淫欲的需要，便大服温补药物，轻则草木，重则丹石，像《黄帝内经》所批评的那样，"以欲竭其精，以耗散其真"。由于色欲而导致阴精耗伤，内热炽盛，"百病交起，万疾俱生"，引起疮疡、掉眩、肿满等病证，甚至暴厥而死。而当时的人又喜补恶攻，社会上下、医患之间形成了一种以用补药平稳、以服补药为荣的社会风气。我们从宋代文人苏轼死亡的故事，便可管窥宋金时期喜补恶攻的习俗，以及张子和力倡汗、下、吐三法，治病以祛疾为要务，对于纠正当时社会弊端的巨大意义。

苏轼知识渊博，多才多艺，善谈医学，传世的《苏沈良方》中的"苏"就是指苏轼。苏轼死后五十五年，张子和出生。清代医家陆以湉在《冷庐医话·慎药》中指出：士大夫不懂医，生病的时候常常被庸医耽误。但是，有的人喜欢谈医，懂得一点又不精通，遇到生病的时候，常常自我诊病，轻率地自我服药，很容易造成失误。比如北宋文人苏轼，1101年从外地坐船回江苏仪真，当时正值酷暑，船内闷热不堪忍受，苏轼就夜里露天而坐，又饮冷过度，半夜突然暴痢不止，到天亮的时候困惫不堪，喝了黄芪粥才感觉好点。痢疾没全好，他又去参加朋友的宴请，导致暴下不止。中暑饮冷，暴下伤阴，不是治以祛暑滋阴，而是服人参等温补之品，于是导致"一夜发热不可言，齿间出血如蚯蚓者无数"，最后不治而亡。陆以湉总结说：病伤暑暴下，是不应该服黄芪这类滋补药的，误服了之后可导致胸胀热壅，牙血泛溢，又不应该服人参、麦门冬。哎！这难道不是被补药所误吗？

张子和是一位具有真才实学、远见卓识的医学家，他认识到时弊之严重，决心矫正时弊，造福民众，提出了与"滋补"针锋相对的"攻邪论"，既是对当时滥用温补的抨击，又是对补法错误认识的纠正。虽然在学术观点和治疗方法上不无偏颇，但对于匡正时弊确实产生了重要影响。

张子和的学术思想及临床经验保存在其传世著作《儒门事亲》中。作者认为只有儒者才能明白事理，只有懂医才能很好地侍奉亲人，所以把书名叫《儒门事亲》。全书共十五卷，二十余万言，由张子和自己撰写，门人、弟子整理、补充而成，特别是他的好友麻知几与徒弟常仲明，为《儒门事亲》的问世做出了重要贡献。金代天兴元年（1232）蒙军攻入河南，麻知几为避兵乱，举家由郾城逃往确山，途中急迫，把文稿藏于嵖岈山中，后来连人及书稿都被士兵俘获，被押送到河北广平（今河北永年区），在张子和去世四年之后病逝。

2.人身不过表里，气血不过虚实

张子和的理论与治疗方法是有理论依据的。《素问·调经论》曰："人之所有者，血与气耳。"人所有的，最根本的是血和气。古人解释人体的生理和病理采用取类比象的方法。自然界天为阳，产生阳光、风雨等，古人叫天阳化气。地为阴，有山川、水土、河流，生长万物，叫地阴成形。人体最重要的脏器是五脏和六腑，五脏的功能取象于地，出营血阴气，流动于经脉之中，濡养四肢百骸，以成一身之形。六腑取象于天，出阳气行于脉外，温煦肌肤，抵御病邪。血、气阴阳相随相伴，不能偏亢，偏亢则造成各种疾病。

张子和谙熟中医理论，对《内经》《难经》之言能历历在口。他在文章的开头指出，人身的结构不外乎表和里。五脏出营血为里，六腑出阳气为表；三阴经为里，三阳经为表，等等。导致人体疾病的病因，不外乎两个方面：贼风邪气外犯人体，三阳经所在的肌表先受邪；饮食五味、七情忧伤犯人体，三阴经所在的里先受邪。不论是内邪还是外邪，侵犯人体都能破坏正常的气血平衡关系。

《素问·调经论》指出："有者为实，无者为虚""气之所并为血虚，血之所并为气虚。"邪气并不是人身本来就有的，而是外来的。邪气偏聚于气则气实，气实则血虚；邪气偏聚于血则血实，血实则气虚。气为阳表，血为阴里，所以说，表实者里必虚，气实者血必虚，这是人生病的正常表现。良医治病，一定是先治疗邪实，邪气祛除之后，病人才能逐渐恢复到原来的阴阳平衡状态。如果虚衰严重不能自我恢复，才需要治疗病人的虚证。如果病人没有其他的病证，饮食恰当，起居有常，身体很快就会恢复，并不需要吃补药补养。只有医术不精的医生，治病的时候时而补虚，时而攻邪，有时侥幸对症，有时完全不能治愈。不懂医理的谬工治病，使虚证更虚，实邪更盛。他们误治的行为非常明显。庸医治病，不分虚实标本，纯补病人之虚，不敢攻治病人的实邪，然而世人都认为他们治病的手法平稳，实际上是误治而不显露痕迹。这些人不知反省自己的错误，到老也不知道悔改，并且辩解说："我用的是补益药，有什么罪过吗？"病人也说："医生用补药滋养我的身体，他们有什么罪呢？"即使被庸医误治而死也不明白死的原因。

医术不精的医生与荒谬的医生不是不误治，而是庸医误治最严重，就像夏禹之父奉唐尧之命治理洪水，只知道筑堤拦堵洪水而不懂顺势疏导，最后治水失败。这都是不懂五行有相生相克的道理啊！

张子和感慨地说：人们都喜欢补法而厌恶攻法，医生与其违背病人的心意而不被病家受邀，不如顺从病人的心意而获得利益，在这种情况下，谁还考虑病人的死活呢？唉！社会上没有真知灼见的人，又怎能辨别攻法与补法的好坏呢？现在我写汗、吐、下三法之文，是来总结治疗疾病的基本原则，希望医生今后在治疗方面能有所依据。

人体之所以患病是因为邪气侵犯的结果。病这个东西，并不是人身体本来就有的。有的是从外面侵入，有的是由体内产生，但是都叫邪气。邪气侵犯人体，应该迅速祛除它。如果让邪气留于体内而不祛除，坐等正气旺盛邪气自行消除，这种做法对吗？即使是平民百姓，都知道这样做不对。可是当他们听说医生采取攻法治疗时就不高兴，而采用补法补虚就很乐意。于是医生就顺从病人喜欢补益的想法，说我先固摄病人的元气，以补药补养病人，病人的元气充实了，邪气自然会消除。殊不知，病邪犯人由表入里，病轻的话时间长了确实可以自愈；略为严重的疾病，时间长了则缠绵难愈，百病丛生。邪盛严重的还会出现突然死亡的情况。这势必造成病人的身体还没有补好，而病邪已经在体内迅速扩散，无法控制，从而贻误了治病的最佳时机。只有脉息微弱欲绝、下元虚衰、没有实邪、没有积滞的病人，才可以考虑采用补法，其他有邪实、有积滞的病人采用补法治疗都是不懂五行生克之道的人。张子和有鉴于此，特写此文，强调治病应该以祛邪为主，邪气祛除之后，元气自然就恢复了。没有病邪的时候，采用水果、肉类等饮食调养即可。

3.祛邪三法汗、下、吐

现在教科书多讲中医辨证有八纲：阴阳、表里、虚实、寒热，但是阴阳是事物属性分类的词，天地是阴阳，南北是阴阳，雌雄是阴阳，阴阳可以给无数事物分类，推之可十，十之可百，不可胜数，所以阴阳不能与表里、虚实、寒热并列，概念的内涵与外延不同。而且阴阳可以为所有的事物分类，表里分阴阳，虚实分阴阳，寒热分阴阳，所以古人辨证可以说只有六纲。

表里是病位，揭示疾病是在气还是在血，是在三阴经还是在三阳经，是在五脏还是在六腑。虚实是对疾病破坏了人体原来的平衡关系之后性质的认定：有者为实，无者为虚；邪气偏聚于气则血虚，邪气偏聚于血则气虚。寒热是邪气破坏了原来的平衡之后所产生的主要症状，有表热有里热，有表寒有里寒，所以中医诊病的关键是诊察疾病的病因和病位，这两个确定了之后就需要辨别病性与病状，虚者补之，实者泻之，寒者热之，热者寒之。辨证之纲有六要，徐大椿说："六要者，表、里、寒、热、虚、实也，此医中最大关键。明乎兹，则万病皆指诸掌。"至于病因，不外是风、寒、暑、湿等外邪，饮食七情等内邪。《灵枢·百病始生》又根据邪气所犯的部位，分为上、中、下三部。张子和以《素问·三部九候论》为基础，将致病邪气根据所伤部位不同，分为天邪、地邪、人邪，以此三邪涵盖众邪。他指出，天之六邪风、寒、湿、暑、燥、火发病，多在人体的上部；地之六邪雾、露、雨、雹、冰、泥发病，多在人体的下部；人之饮食六味酸、苦、甘、辛、咸、淡发病，多在人体的中部。邪犯人体有内部、上部和下部之分，那么驱逐病邪的方法也有三种。

各种风寒邪气，郁结于皮肤之间，藏在经络之内，如果让其停留而不予以祛除，有的会产生疼痛游走不定、肢体麻痹没有感觉及四肢肿痒拘挛等症，治疗则可以采用汗法，让病邪从汗孔出去。张子和在《内经》汗法的基础上丰富了应用的范围，认为凡是由外邪造成的肌表气机运行不畅，气的出入升降受阻的病证都可用汗法驱邪外出。各种能够开通肌表气机、驱除邪气外出的治疗方法可归为汗法，如熏蒸、沐浴、导引、按摩，"凡解表者，皆汗法也"。

各种风痰、积食不化，停留在胸膈或者上脘的病证，可以用涌吐的方法治疗。《素问·阴阳应象大论》指出："其高者，因而越之。"病位在上的邪气，可以根据病位较高的特点，因势利导应用吐法，使邪气从上而出。张子和认为，凡是上焦气机郁滞的情况都可以用吐法，以通调气机，引邪外出。比如让病人流出口水与唾液，以药让病人打喷嚏、流泪等，凡是能引气上行外出，达到通气开窍目的的方法都属于吐法。

寒湿造成的痼冷，热邪停留在下焦，以及其他在人体下部的疾病，都可以采用泻泄的方法祛除病邪。《素问·阴阳应象大论》提出："其下者，引而竭之。"病位在下焦的邪气，根据其病位在人体下部的特点，可因势利导，采用泄下的方法，引邪下泻而出。如以药催产、让妇人能下乳汁。凡是消除积滞、疏通经血、通经行气的方法都是下法。《黄帝内经》分别论述了各种疾病的症状，以及各种治疗方法，并不是只有补法一种途径。

4.《内经》论补

张子和所处的时代，受《太平惠民和剂局方》等书的影响，医生治病大多守成方而不辨虚实寒热，喜投补剂，用药偏于芳香燥烈，这是当时医界的一大弊端。张子和在《儒门事亲》中指出："病者闻暖则悦，闻寒则惧，说补则从，说泻则逆，此弊非一日也。"张子和深感滥用补药的危害性，痛责医者不习经典、墨守成规，不知辨证以危害世人。由此他深入钻研《内经》《难经》，探究治病之理，结合临证所治疾病，认识到驱除邪气的重要性，同时针对时医不研究中医经典，治病守成方而不辨证，喜欢泛泛地开一些滋补营养的药物代替对症下药的治疗，阐述了《内经》关于补泻的真义。我们以肝为例，来说明《内经》关于补的真义。

早期对肝功能的认识是用官职进行比喻的。比如《素问·灵兰秘典论》云："肝者，将军之官，谋虑出焉。"肝为将军之官，主怒。这是以官职来比喻说明肝的功能，还没有完全揭示肝的生理和病理，也不能据此指导临床实践。随着医疗实践的深入，人们引入五行学说，用草木正常的生长过程来说明肝的生理，用草木生长过程中的太过与不及说明肝的病理。《说文解字·肉部》："肝，木脏也。"木代表阴性土地生长的草木植物。草木的特点是在春天温风的吹拂下，能生长出各种各样或曲或直的植物，如果草木过于生长，就是有余；如果生长不茂盛，就是不足。肝的功能犹如草木，正常情况下藏精血，以长养四肢百骸，如果有余亢盛则多怒，不足则血虚，不能长养身体。草木的特性是喜升发条达而恶抑郁，如果肝木不能升发条达，就像庄稼那样该长而不长，就是功能不足，不足为虚，虚则补之。辛散之药具有发散的功效，能使肝木恢复其生发条达的功能，所以肝虚不足应采用辛味之药补之。相反，春天草木也有生长太过的情况，对应到肝功能，有不足也有过亢，肝功能过亢为有余，有余则泻之。酸味之药具有收敛的作用，与肝发散的特性相反，所以叫泻肝。其他五脏也是如此，采用五味帮助脏气恢复功能的叫补，克制其有余的叫泻。人以五味养五脏，五脏有余偏亢，则用五味阴药予以纠正。酸、苦、甘、辛、咸五味为阴，辛、甘、淡三味为阴中之阳，酸、苦、咸三味为阴中之阴。辛、甘的功能是发散，淡为解表，归于汗法；酸、苦、咸的功能是涌泄，涌归于吐，泄归于下，所以张子和说圣人治病的方法只有汗、下、吐三种方法。

汗、下、吐三法是用草木类药物的偏性来纠正人体的偏亢，那么是不是就没有补法呢？人没有得病，只是虚弱，用五谷、五果、五菜、五畜来调养身体的方法就是补法。五谷、五果、五菜、五畜这一类补养身体的东西，就像国君治理国家的道德教化；汗、下、吐这类祛除疾病的方法，就像国君治理社会的刑罚。可以说，道德教化是国家昌盛太平的美味佳肴；刑罚是治理社会动乱的药石。如果人没有疾病，吃一些谷肉美味食品即可；有病的话必须以吐、汗、下三法祛除疾病。病邪祛除之后，可以吃一些美味食品来调养身体，就好像社会已经安定太平了，严刑峻法搁置在一旁不轻易使用，怎么能用药石作为补养之品呢？

十七、赠贾思诚序

同里张君以书来谓濂曰："壬辰之秋，兵发中原，大江之南，所在皆绎骚，时惟伯嘉纳公持部使者节来莅浙东，慎简群材，官而任之，以保障乎一方。余虽不敏，公不以为无似，俾摄录事判官。判官职在抚治一城生聚，凡其捍御绥辑之策，不惮昼夜而勤行之，以酬公知遇之万一。然节宣之功不加，日积月深，以劳而致疾。疾之初作，大热发四体中，继之以昏仆。迨其苏也，双目运眩，耳中作秋蝉鸣，神思恍惚，若予予然离群而独立，若御惊飙而游行太空，若乘不系之舟以簸荡于三峡四溟之间，殊不能自禁。闻丹溪朱先生彦修医名遍四方，亟延治之。先生至，既脉曰：'内摇其真，外劳其形，以亏其阴，以耗其生，宜收视返听于太虚之庭，不可专藉药而已之也。'因属其高第弟子贾君思诚留以护治之。贾君即视余如手足之亲，无所不致其意：虑余怒之过也，则治之以悲；悲之过也，则治之以喜；喜之过也，则治之以恐；恐之过也，则治之以思；思之过也，则治之以怒。左之右之，扶之掖之，又从而调柔之。不特此也，其逆厥也，则药其涌泉以疗之；其怔忡也，则按其心俞而定之。如是者数年，不可一朝夕离去。宁食不鲜羞，衣不祷裘，何可一日以无贾君？宁士不鲁邹，客不公侯，何可一日以无贾君？余疾于是乎告瘳，而贾君有功于余者甚大矣！子幸赐之一言，多贾君之善，而昭余之不敢忘德于贾君，不识可不可乎？"

余发张君之书，重有感焉。世之为民宰者，恒饱食以嬉，其视吾民之颠连，漠然若秦越肥瘠之不相维系，非惟不相维系，又盬其髓、刳其膏而不知止，孰有如张君勤民成疾者乎？世之医者，酬接之繁，不暇雍容，未信宿辄谢去，至有视不暇脉，脉不暇方，而不可挽留者，孰有如贾君调护数年之久而不生厌者乎？是皆可书。余方执笔以从文章家之后，此而不书，乌乎书？

虽然，今之官政苛虐，敲扑椎系，惟日不足，我民病此久矣。我瞻四方，何林林乎！州邑之间，其有贤牧宰能施刀圭之剂以振起之者乎？设有是，余虽不敏，犹能研墨濡毫，大书而不一书。是为序。

【助读与拓展】

1.张君之病的缘起

《赠贾思诚序》这篇文章源于宋濂的老乡张君给他的一封信。张君在信里说："壬辰年的秋天，农民起义军向中原进兵，大江以南，到处骚动不安。当时只有伯嘉纳公拿着部使者的符节来到浙东，谨慎地选拔各种人才用来保护一方的安定。我虽然不聪明，但伯嘉纳公不认为我无才学，让我代理录事判官这一职务。录事判官的职责在于安抚治理百姓，凡是那些有关社会防卫、安定百姓的措施，我都不惧昼夜劳苦而勤奋地实行它，用来作为对伯嘉纳公赏识重用之恩的一点微小的报答。但由于没有注意养生，日积月累，最终因太过劳累而生病了。疾病初发作时，全身发热，接着就昏倒在地。等到我醒来时，两眼昏花，耳中发出如秋蝉鸣叫的声音。精神恍惚，像孤孤单单地离开人群而独自站立，像驾驭着风暴飘游在太空，又像乘着没有拴住的船颠簸飘荡在峡湾海流之中，完全不能自我控制。"在这一段中，张君提到当时历史中的一件大事：壬辰之秋，兵发中原。正是由于这件事情，张君才得以被委任为官，也才会发生之后的劳而致疾。那么，兵发中原这件事情的具体情形是怎样的呢？

壬辰，指1352年，元顺帝至正十二年。这时候的元朝，已经走到了末期。由于元朝统治者将各民族分为不同等级，残酷剥削汉族人民，向汉人收取各种名目繁杂的赋税，因此，民族压迫十分严重，农民起义一触即发。1351年，元顺帝派贾鲁治理黄河，动用大量民夫，官吏乘机敲诈勒索，造成人们的不满，白莲教首领韩山童、刘福通等人决定率教众发动起义，但事情泄露，韩山童被捕杀，刘福通带着韩山童之子韩林儿杀出重围，继续起义。由于起义军打着红旗，头扎红巾，所以被称为"红巾军"。之后，其他起义军如徐州的芝麻李、彭大，濠州的郭子兴，湖北的彭莹玉、徐寿辉等也纷纷打着"红巾军"的旗号。"红巾军"发展迅速，占领了很多地区，引起元朝统治者的恐慌。张君所在的浙东地区，人心惶惶，官员四散逃去，为稳定民心，朝廷派伯嘉纳来到浙东。

伯嘉纳如何证明自己是朝廷派来的使者呢？靠符节。符节是古代派遣使者或调兵时用作凭证的东西。符节用竹子、木头或者玉等材料制成，上面刻有文字，分为两半，一半放在朝廷，一半给外任官员或出征将帅。那么，伯嘉纳是什么职务的使者呢？文中说是"部使者"。但实际上，元朝没有这样的官名，按其职掌，应该是"肃政廉访司"的长官，叫"肃政廉访使"。"肃政廉访司"是巡查地方官员政绩和作为的机构。文中以"部使者"称呼"肃政廉访使"是借用了汉武帝时"部刺史"的名称。"部刺史"是汉代中央派到地方的监察官，又称州刺史。汉武帝为了加强中央对地方的督察和控制，创立了部刺史制，把全国分为十三部，每部设刺史一人，分管几个郡国。刺史的主要职务是督察诸侯王、郡守和地方豪强，是皇帝监视地方官动静的耳目。

伯嘉纳到浙东之后，就着手选拔人才，委任为官，以保护地方政府的正常运行。张君被任命为录事判官。张君是个工作狂，对待工作极其认真，也很勤恳，工作起来没日没夜，忽视了养生之道，结果得了重病。文中用了三个比喻来描述他的症状："若孑孑然离群而独立，若御惊飙而游行太空，若乘不系之舟以簸荡于三峡四溟之间。"这三个比喻营造了一种意境：身心虚浮无靠之状。形容思虑伤神、血少精亏、虚风内动所导致的虚浮眩晕的感觉，是对"神思恍惚""殊不能自禁"的形象描述，可见张君病得不轻。后来，幸亏有贾思诚的精心护理，张君才捡回一条命，否则恐怕早就过劳死了。从张君身上我们应该吸取什么经验、教训呢？怎么预防过劳死呢？

俗话说"冰冻三尺，非一日之寒"。"过劳死"也不是突然就会出现的，我们完全可以通过观察，及时从自己的身体接收疲惫的"信号"，并加以重视，及时调整自己的生活方式，让"过劳死"远离自己。预防"过劳死"的根本之道在于从源头上减负，不要在身体极限状态下工作和学习。毕竟"吾生也有涯，而知也无涯，以有涯随无涯，殆已"。我们的生命是有限的，而工作是无限的，以容易枯竭的肉身去追随无穷无尽的工作那是很危险的，就算你天天不睡觉，活也干不完。所以，凡事都应该量力而行，我们应该学会关爱自己。身体的健康取决于生活方式的健康，让我们都养成一种健康的生活方式，跟"过劳死"说拜拜。

2.情志相胜疗法

张君生病之后，请了著名的医生——"金元四大家"之一的朱丹溪先生来看病，朱先生诊完脉之后说："体内的真气被摇动，外在的形体太劳累，因而使得阴精亏虚，耗损了生气。应该到清静无为的环境里闭目塞听地休养，不能专门凭借药物来治愈疾病。"于是他嘱咐其弟子贾思诚留下来护理张君。到这里，本文的主人公贾思诚登场了，原来他是朱丹溪的徒弟。贾思诚在护理张君时非常用心，对待张君就如同兄弟一样，处处表现出对张君的关爱。如果张君怒太过，就用悲来治疗；悲太过，就用喜来治疗；喜太过，就用恐来治疗；恐太过，就用思来治疗；思太过，就用怒来治疗。

这里提到的治疗方法，就是情志相胜疗法。该疗法始创于《黄帝内经》，是根据五行相克的理论，利用一种或多种情绪去调节、控制、克服另外一种或多种不良情绪的心理疗法。中医所谓的"七情"，指喜、怒、忧、思、悲、恐、惊七种情绪，根据五行学说，七情又可归纳为喜、怒、忧、思、恐"五志"，与五脏相对应。喜归心属火，怒归肝属木，忧归肺属金，思归脾属土，恐归肾属水。按照五行相克的原则，木克土，思伤脾，怒胜思；土克水，恐伤肾，思胜恐；水克火，喜伤心，恐胜喜；火克金，悲伤肺，喜胜悲；金克木，怒伤肝，悲胜怒。古代医案中有很多情志相胜疗法的案例。

怒胜思：金代张从正的《儒门事亲》记载，有一富家女子，因思虑过度，两年无法安睡，遂请张从正诊治。张从正认为是脾受到了伤害，应该用怒胜思的方法治疗。于是，他与妇人的丈夫商量好，拿了他家很多钱财，天天饮酒却不予治疗，最后还扬长而去，以此来激怒病人。果然，妇人大怒，出了一身汗，当晚就安睡了，没过几天病就好了。

思胜恐：清代魏之琇的《续名医类案》记载，沈君鱼害怕死亡，天天占卜算卦无数，也看了很多医生，但都没有效果。后来他请名医卢不远诊治，卢不远用好话安抚他，沈君鱼稍微释然。第二天他又来就诊，说占卜显示自己十天就会死去。卢不远留他在家中居住，并让他跟和尚学习坐禅沉思。百余日后，沈君鱼心境安定，怕死之病痊愈。

恐胜喜：我们所熟知的《儒林外史》中范进中举的故事，就是恐胜喜的典型案例。范进参加科举考试总是不中，生活穷困潦倒，被人瞧不起，尤其是他的岳父，对他非打即骂，范进十分害怕他。后来，范进终于中了举人，但却因为过于喜悦而疯疯癫癫。他的岳父狠狠地骂他，又打了他一耳光，范进一恐惧，结果疯病却好了。

喜胜忧：张从正的《儒门事亲》记载，一男子听说父亲死于贼手，悲伤大哭，之后便觉心痛，日渐加重，遂请张从正诊治。张从正到病人家时看到一个巫师在那里，他便学着巫师的样子口出狂言，做各种丑态，病人见了大笑不止，一两日后病就痊愈了。

忧胜怒：明代张介宾的《景岳全书》记载，一妇人因吵架发怒而假装昏死过去，张介宾为其诊治时，故意大声说病情危重，需要用艾灸的方法治疗，病人害怕火灼之痛，内心恐惧，很快就醒了过来。

贾思诚对张君的护理并不局限于情志疗法，他帮助张君，辅助张君，另外又进一步调理安抚张君。还不止这些，如果张君突然昏迷跌倒，他就用针刺或艾灸涌泉穴使他苏醒；如果张君自觉心跳剧烈，他就按摩其心俞穴使他安定。如此精心调治了好几年，使得张君一朝一夕也不能离开他的护理了。张君对贾思诚自然是感激不尽，他说："宁可不吃美味佳肴，不穿漂亮的衣服，也不能一天没有贾君。宁可做读书人不成为孔孟那样的大儒，做客卿不做到公侯那样的高位，也不能一天没有贾君。"张君的病最终被贾思诚治好了，贾思诚对张君的功劳真是太大了。为了表示感谢，张君便写信给宋濂，请他写一篇文章，赞扬贾思诚的善行，并且表示自己不敢忘记贾思诚的恩德。

3.清官难得，良医难求

宋濂打开张君的信，读完之后深有感触，对比清官张君和良医贾思诚，世上还有一些贪官和庸医。贪官的特点是饱食终日，吃喝玩乐，只知一味谋取利益，对待百姓的饥苦非常冷漠。到底有多冷漠呢？宋濂用了一个比喻："若秦越肥瘠之不相维系。"意思是就像秦国人和越国人互不关心对方土地是肥沃还是贫瘠一样。秦国和越国是春秋时的两个国家，一个在西北地区的陕西，一个在东南地区的浙江，别说古代，就算是今天，这两个地区的距离也不算近。这个比喻用来描写贪官污吏对百姓的疾苦漠不关心。如果只是漠不关心，不作为倒也罢了，可是，贪官污吏又在漠不关心的基础上加重对百姓的剥削，还要吸饮百姓的骨髓，刮尽民脂民膏，却不知道停止。哪里有像张君这样为了百姓而勤苦操劳以至生病的呢？

其实，不仅元朝有贪官污吏，历朝历代都有各种各样的贪官。比如东汉大将军梁冀，权势炙手可热。他专权霸道，甚至直接废立皇帝，连皇帝都称他为"跋扈将军"。为了自己享受，他把洛阳近郊的民田都霸占了，建了梁家的私人花园。他还喜欢养兔子，专门建造了一个"兔苑"，里面养了成千上万只兔子。每只兔子身上都烙有记号，谁要是伤害了梁家兔苑里的兔子，就是犯了死罪。有个商人从西域来到洛阳，不知道这个禁令，打死了一只兔子，结果受到牵连，被处死的人有十几个。再比如清朝的和珅，喜欢聚敛钱财，任宰相二十年，家产达八亿多两银子。当时清政府一年的收入才七千万两银子，而他一人的财富比全国十几年的收入还要高。这些财富是从哪里来的呢？当然是搜刮百姓而来的。历史上这样的贪官污吏形形色色，所以宋濂在赞扬张君的同时又批判了那些贪官。

同样，针对贾思诚这样的良医，宋濂批评了那些庸医。是什么样的庸医呢？宋濂说，当今世上的医生，不再是纯粹的医生了。医生是干什么的呢？治病救人的啊！可是你看看现在的医生，应酬繁多，忙于社会交际，根本没有时间来从容不迫地救治病人。古代的医生到病人家治病，至少要住两个晚上，为的是观察病情，防止有什么不测。可是现在的医生到病人家，住了不到两宿就匆忙辞谢离去。更有甚者，有的医生忙到看病却没有时间切脉，切了脉则没有时间开处方，然后就匆匆离去而挽留不住，这样的医生还是医生吗？哪有像贾君那样给病人调理护养几年之久而不生厌烦之心呢？

医生的任务是救死扶伤，济世救人，可是有些医生却不务正业，一心想着应酬，攀附权贵，谋求利益。其实，看不惯这种现象的并非宋濂一人，张仲景也批判过这样的人。他在《伤寒杂病论序》中说：医学是多么有价值的学问啊，对上可以治疗君主双亲，对下可以挽救百姓疾苦，对中可以自身养生。但有一种很奇怪的现象，当今世上的读书人，竟然不认真研究医学，却一心追求荣华富贵，趋炎附势，追名逐利。不好好研究医学，又怎么能成为一名好医生呢？

古往今来，做官的人数不胜数，做医生的人也多如牛毛，可是能够青史留名，能够被百姓称赞的清官和良医却少之又少，所以说，清官难得，良医难求！因此，对于张君希望宋濂写一篇文章的请求，宋濂说：这些都可以写下来，我正拿起笔，跟着文学家学习写文章呢！这些事情如果不写下来，那还能写什么呢？

宋濂在文章最后说：虽然如此，然而如今的官员残忍暴虐，他们打击残害百姓，唯恐时日不足，百姓对这种情况已经忧虑很久了。我环顾天下四方，这样凶残的官吏是那么多啊！各州邑有没有能采用革除弊政措施而救助百姓困苦的清官呢？如果有这样的清官，我一定研墨蘸笔，为他不止一次地大书特书。以上这些，就作为给贾君的赠序吧。宋濂在呼唤清官出现，可见当时清官稀少。

不过，虽然清官难得，良医难求，但世代不乏其人，济世安民者从来就没有断绝过，如西门豹、狄仁杰、包拯、海瑞、于成龙等清官，扁鹊、仓公、华佗、张仲景、朱丹溪等良医，这些都是百姓耳熟能详的人物，也是我们学习的楷模。

4.当官和行医的文化内涵

在《赠贾思诚序》这篇文章中，我们看到了一个清官张君，一个好医生贾思诚。当官和行医虽属不同行业，但却有着共同的文化内涵。

中国历史上从来不缺好官，他们勤于职守，廉洁奉公，对上敢触龙颜，直言极谏；对下体恤民情，为民请命。他们用自己的行动赢得了百姓的爱戴。百姓认同他们清官的身份，并称他们为"青天""父母官"，比如包拯、海瑞。清官的共同之处是在某种程度上符合了百姓的愿望和要求，获得了百姓的赞扬，无愧于百姓给他们的称号。所以说，百姓的认可是鉴别清官的一个重要标志。贪官与清官相反，他们横征暴敛，搜刮百姓，无恶不作。他们把百姓赋予的权力当成自家的东西，恣意妄为，贪赃枉法，一心为自己谋私利，从来不为百姓着想。他们失去了百姓的支持，引得天怒人怨，多次农民起义都是从杀贪官开始便是最有力的证明。清官和贪官引发的社会反响是截然不同的，对百姓的影响也是天差地别的。从某种意义上说，清官和贪官的区分更多地反映了人民群众的意见和看法。

良医和庸医的界定也是同样的道理，当官和行医，看似天差地别，其实殊途同归。为什么这么说呢？因为在古人看来，当官和行医的最终目的是一样的，都是为人民服务，为百姓谋福利。北宋名臣范仲淹有一句名言：不为良相，愿为良医。范仲淹年轻时就胸怀大志，以天下为己任。有一次他到庙里求签，问以后能否当宰相，结果签辞显示不可以。于是，他又求了一签，祈祷说："若不能当宰相，愿为良医。"可结果还是不能如愿。有人问他："大丈夫立志当宰相是理所当然的，可你为什么又想当良医呢？这是不是有点太卑微了？"范仲淹回答说："大丈夫立身处世，固然期望能够辅佐明君治理天下，造福百姓，要做到这一点，只有处在宰相的位置。现在签辞说我当不了宰相，那么，要实现利泽万民的心愿，莫过于成为良医了。做医生上可以治疗君主、双亲之疾，下可以解救百姓病痛，中可以保全自身，养生长命。身在民间而能普救苍生的，除了良医，还有更好的职业吗？""不为良相，愿为良医"体现的是儒家"达则兼济天下，穷则独善其身"和"齐家治国平天下"的理想。古代读书人强调立志，而"济世救人"恰恰是最大的志向，显示的是一种为天下苍生服务的胸怀。如果能做宰相，则通过治理好国家为百姓服务；如果不能做宰相，那么，学医同样可以为百姓服务。古人将医术称为"仁术"，正是体现了这一点。朱丹溪在决定弃儒从医时说："士苟精一艺，以推及物之仁，虽不仕于时，犹仕也。"意思是说读书人如果精通一门技艺，用来推广惠及万物的仁爱，即使在当世没有做官，但是跟做官是一样的。这些话，正体现了做官和行医殊途同归的本质。

当清官和做良医还有一个共同点，那就是都不能以赚钱发财为目的。古代是这样，今天也是这样。习近平总书记在2014年五四青年节考察北京大学时说过一句话："当官就不要想发财，想发财就不要去当官。"话虽质朴，但蕴含着深意。孟子说鱼与熊掌不可兼得，当官和发财就是这样，二者不可兼得。行医也是如此，想发财就不要做医生。医生一旦以发财为目的，就不能全心全意地为病人服务了。古代很多以医生为职业的人都是不以发财为目的的。李东垣在招收罗天益为徒弟时问道："你是来学赚钱的医术的，还是学传道的医术的？"罗天益说："只是为了传道。"因为他们心中装着大道和苍生，所以，他们才能甘于清贫，而矢志不渝。这一点，无论做官还是行医，无论古代还是现代，同样适用。

十八、不失人情论

尝读《内经》至《方盛衰论》，而殿之曰"不失人情"，未曾不瞿然起，喟然叹轩岐之入人深也！夫不失人情，医家所甚亟，然戞戞乎难之矣。大约人情之类有三：一曰病人之情，二曰旁人之情，三曰医人之情。

所谓病人之情者，五藏各有所偏，七情各有所胜，阳藏者宜凉，阴藏者宜热；耐毒者缓剂无功，不耐毒者峻剂有害；此藏气之不同也。动静各有欣厌，饮食各有爱憎；性好吉者危言见非，意多忧者慰安云伪；未信者忠告难行，善疑者深言则忌；此好恶之不同也。富者多任性而禁戒勿遵，贵者多自尊而骄恣悖理；此交际之不同也。贫者衣食不周，况乎药饵？贱者焦劳不适，怀抱可知；此调治之不同也。有良言甫信，谬说更新，多歧亡羊，终成画饼；此无主之为害也。有最畏出奇，惟求稳当，车薪杯水，难免败亡；此过慎之为害也。有境缘不偶，营求未遂，深情牵挂，良药难医；此得失之为害也。有性急者遭迟病，更医而致杂投；有性缓者遭急病，濡滞而成难挽；此缓急之为害也。有参、术沾唇惧补，心先痞塞；硝、黄入口畏攻，神即飘扬；此成心之为害也。有讳疾不言，有隐情难告，甚而故隐病状，试医以脉。不知自古神圣，未有舍望、闻、问，而独凭一脉者。且如气口脉盛则知伤食，至于何日受伤，所伤何物，岂能以脉知哉？此皆病人之情，不可不察者也。

所谓旁人之情者，或执有据之论，而病情未必相符，或兴无本之言，而医理何曾梦见？或操是非之柄，同我者是之，异己者非之，而真是真非莫辨；或执肤浅之见，头痛者救头，脚痛者救脚，而孰本孰标谁知？或尊贵执言难抗，或密戚偏见难回。又若荐医，动关生死。有意气之私厚而荐者，有庸浅之偶效而荐者，有信其利口而荐者，有食其酬报而荐者。甚至薰莸不辨，妄肆品评，誉之则跖可为舜，毁之则凤可作鸮，致怀奇之士，拂衣而去，使深危之病，坐而待亡。此皆傍人之情，不可不察者也。

所谓医人之情者，或巧语诳人，或甘言悦听，或强辩相欺，或危言相恐；此便佞之流也。或结纳亲知，或修好童仆，或求营上荐，或不邀自赴；此阿谄之流也。有腹无藏墨，诡言神授，目不识丁，假托秘传；此欺诈之流也。有望、闻、问、切，漫不关心；枳、朴、归、苓到手便摄，妄谓人愚我明，人生我熟；此孟浪之流也。有嫉妒性成，排挤为事，阳若同心，阴为浸润，是非颠倒，朱紫混淆；此谗妒之流也。有贪得无知，轻忽人命。如病在危疑，良医难必，极其详慎，犹冀回春；若辈贪功，妄轻投剂，至于败坏，嫁谤自文；此贪幸之流也。有意见各持，异同不决，曲高者和寡，道高者谤多。一齐之傅几何？众楚之咻易乱；此肤浅之流也。有素所相知，苟且图功；有素不相识，遇延辨症。病家既不识医，则倏赵倏钱；医家莫肯任怨，则惟苓惟梗。或延医众多，互为观望；或利害攸系，彼此避嫌。惟求免怨，诚然得矣；坐失机宜，谁之咎乎？此由知医不真，而任医不专也。

凡若此者，孰非人情，而人情之详，尚多难尽。圣人以不失人情为戒，欲令学者思之慎之，勿为陋习所中耳。虽然，必期不失，未免迁就。但迁就既碍于病情，不迁就又碍于人情，有必不可迁就之病情，而复有不得不迁就之人情，且奈之何哉！故曰：戛戛乎难之矣！

【助读与拓展】

1.李中梓与"不失人情"

李中梓，明末医家，字士材，号念莪。一个草字头一个我，这个字读作é。李中梓是华亭人，华亭就是今天的上海松江。他父亲是万历十七年的进士，曾任职兵部和吏部，所以李中梓是书香门第，从小就受到良好的教育。他少年时擅长文学、兵法，青年时曾参加科举，但后来却走上了行医之路，是因为他的儿子死于庸医之手，加上他自己早年多病，遂弃儒从医。

李中梓行医不墨守成规，而是注重实践，擅长在实践中总结经验，对各种疑难杂症很有研究，被人称为神医。据清代人毛对山的《对山医话》记载，江苏金坛的王肯堂八十岁得了脾泻之病，脾泻指的是饮食或寒湿伤脾，导致脾虚泄泻。医生诊察后认为，泄泻应该以滋补为主，况且病人年纪这么大，身体衰老，不宜用利药。于是让王肯堂服了很多补药，可是病却越来越重。最后请来李中梓。李中梓对王肯堂说："您身体肥胖，体内多痰湿，用补药只会加剧痰湿凝积，病当然好不了，应该反其常规，用利药清除痰积。"王肯堂也是医家，听了李中梓的话赞叹道："当今世上懂医的也就你我二人了。你赶紧开方，我来服药。"李中梓给他开了逐水消肿、豁痰利咽的巴豆霜，结果药后病就好了。

又有一次，有人得了一种怪病，在盛暑的大热天，虽将门窗紧闭，床上悬挂帷帐，身上又盖了三条貂皮被还是觉得冷。李中梓诊断后认为，这是内热。他把古人的"冷水灌顶法"稍做变通，将冷水换成石膏汤，药后病很快就好了。

李中梓医术高明，很多人跟着他学医，后来都成了名家，比如沈朗仲、马元仪、蒋示吉。其中，马元仪又是著名医家尤在泾的老师。李中梓一生著述丰富，有《内经知要》《医宗必读》《伤寒括要》《士材三书》等。这些书大都通俗易懂，很适合初学者，因此在当地医界广为流传。李中梓也成为江南地区的一大医家，在中医学的传承和普及方面做出了较大贡献。

这篇《不失人情论》选自《医宗必读》，是李中梓读《内经》的心得之作。他在文章开头就说：每次读到《方盛衰论》，看到该篇最后的"不失人情"四个字时都要震惊地站起来，感慨地赞叹轩辕黄帝和岐伯对人情研究的深刻！不失人情，对于医生来说是很迫切的事情，然而又是很难的事情。

"不失人情"这四个字来自于《黄帝内经》。《素问·方盛衰论》说："视其大小，合之病能，逆从以得，复知病名，诊可十全，不失人情。"意思是观察病人大小便的变化，与病状相参合，从而得知该病是逆是顺，能否治好，同时也知道了是什么病，这样全面诊察疾病就有可能治好病人，也不会违背人情。那么不会违背什么人情呢？明代医家张介宾在《类经·脉色类》中注解说："不失人情，为医家最一难事，而人情之说有三：一曰病患之情，二曰旁人之情，三曰同道人之情。"这三种人情的具体情形又是怎样的呢？张介宾没有具体说，所以李中梓就专门写了这篇《不失人情论》，对三种人情进行了详细的论述。

在《不失人情论》的最后，李中梓说：人情的详细内容还有很多，难以说全。黄帝、岐伯把不违背人之常情作为告诫，要使学习的人思考、谨慎，不被粗鄙的习惯所沾染。虽是这样说，但要一定不违背人之常情，又不免要迁就。而迁就会对病情有妨碍，不迁就又会对人情有妨碍；有绝不可迁就的病情，又有不得不迁就的人情，怎么办呢？所以说，要不因人之常情而造成治病的失误，真是难啊！

2.病人之情

所谓病人之情，指的是五脏各有偏热偏寒的情况，七情各有过盛的时候。阳盛的病人应当清热，阴盛的病人应当温补；耐受药力的病人，平和的药剂没有功效；不能耐受药力的病人，峻猛的药剂则会有害。这是个人脏气的不同。

有的病人好动，有的病人好静；饮食也各不相同，有的喜欢清淡，有的喜欢酸辣；对于喜欢听吉利话的病人，如果对他们直言病情，就会遭到责怪；那些心中常怀忧虑的病人，对他们进行安慰，反而会被说成是虚伪；不相信医生的病人，医生诚恳的劝告难被奉行；多疑的病人，医生若对其坦率地谈论病情，就会受到他们的猜忌。这是好恶的不同。

富裕的病人大多任性，因而常常不遵守医生的告诫；显贵的病人大多自高自大，因而常常骄横放纵、违背医理。古代医生社会地位不高，不太受人重视，尤其是富贵之人，往往瞧不起医生，即使是医术高明的医生，如名医朱丹溪治疗周进士，苦口婆心地劝他要"淡食以养胃，内观以养神"，否则必死无疑，但周进士并没听朱丹溪的话，结果病死了。这种骄恣不论于理的富贵之人也是让扁鹊头疼的一类人，所以扁鹊把这类人归到"六不治"的行列。任性而骄纵的富贵之人，实在不好沟通，所以很多医生干脆避而远之，只为普通百姓治病，而不愿接触富贵病人。这是地位、处境的不同。

贫穷的病人，衣食尚且不足，哪有钱财购买药物呢？低贱的病人，整天为了生活焦虑劳苦、不能休闲，心境可想而知。这是生活条件的不同。对于这样的病人，心怀怜悯之情的医生往往会接济他们，比如朱丹溪治疗患癫病的贫穷寡妇时，不仅没收钱，还亲自备齐药物，最终治好了病人的病。这就是医术精湛、医德高尚的大医。

有的病人刚刚相信了医生的话，但一听到荒谬而能蛊惑人心的说法就又改变了主意。这就好比岔路一多就找不到丢失的羊，在众说纷纭之下会无所适从，治疗也就最终像画饼充饥一样，不会有实效。这是没有主见造成的危害，也是由于对医学完全不懂。所以，学医不仅可以治病救人，也可以在自己生病时对病情有个大致的了解，不至于没有主见。

有的病人最怕发生意外，只求稳当，这样医生又怎么敢放手给他治疗呢？如此治疗便如用一杯水救一车柴的火焰，无济于事，难免坏事，以至死亡。这是过于谨慎造成的危害。

有的病人境遇不顺，谋求不成功，内心忧虑不已，这样，再好的药、再高明的医生也难以治好他的病。这是患得患失造成的危害。

有些性急的病人得了慢性病，找这个医生治了一两天后，又换其他的医生。由于不断更换医生，导致用药杂乱。有些性情迂缓的病人得了急性病，不抓紧时间治疗，而是一拖再拖，致使病情难以挽回。这是性情过急或过缓造成的危害。

有的病人惧怕温补，如果给他开温补的药物，像人参、白术之类，药一沾嘴，他心里就先抗拒了。有的病人惧怕泻下，像芒硝、大黄一类的药物一入口，精神就涣散了。这是对药物有偏见造成的危害。

有的病人忌讳疾病而不愿讲出，有的患了难以启齿的病而不愿告人，有的甚至故意隐瞒病情，用切脉来试验医生。殊不知，即使再高明的医生也不能舍弃望、闻、问三诊，而只凭切脉来诊治疾病。比如寸口脉盛，知道是饮食所伤，但究竟是哪一天伤的，是什么食物伤的，怎么只凭脉象就知道呢？中医讲究四诊合参，望、闻、问、切必须具备，望、闻、问三者有时比切脉更重要。医生只有全面收集病人信息，才能做出正确的判断。其实，从病人一进门，医生对病人信息的搜集就开始了。病人的年龄、性别、举止神态、面色表情、喘息咳嗽等全在医生的观察中。等到病人坐下后，医生再看看舌苔，问问感受，基本就可以判断病情了。最后通过诊脉进行验证，如果与自己的判断相吻合，便可以开方抓药。所以说，脉诊只是中医诊病的一部分，而不是全部。

这些都是病人的常情，作为医生，不可不明察。

3.旁人之情

什么是旁人呢？就是医生和病人之外的人。这些人不是医生，也不是病人，但他们的言行却可能影响到治疗的效果，你说这旁人厉害不厉害呢？那旁人都是些什么人呢？他们又是怎样影响治疗的呢？我们来一一解说。

有的旁人持着似乎有根据的理论，但病情未必与其理论相符。有的旁人信口讲出没有依据的言论，然而医理何曾梦见？病情是千变万化的，所以中医讲究辨证论治。理论掌握得再熟练，也需要临床来验证。孙思邈在《大医精诚》中说："世有愚者，读方三年，便谓天下无病可治；及治病三年，乃知天下无方可用。"为什么读了三年医方，最终却是无方可用呢？因为医方理论是固定不变的，而疾病却是千变万化的，以固定的理论去治疗多变的疾病，势必不能完全相符。所以，朱丹溪读了畅销书《太平惠民和剂局方》之后说："操古方以治今病，其势不能以尽合。"因此，不懂医理的旁人自以为理论没问题，但未必与病情完全相符。

有的旁人掌握着决断是非权，与自己意见相同的就认为它正确，与自己意见不同的就认为它错误，于是正确与错误就无法分辨了。这种旁人往往是权贵。像《华佗传》中的李将军，妻子怀了双胞胎，却不幸小产了，但当时只生出一个胎儿，另一个胎儿没有出来，所以导致妻子周身疼痛。华佗跟李将军说是因为胎儿未去，然而李将军却粗暴地说胎儿已经生出，结果一百多天后妻子腹痛难忍，不得已再请华佗前来，才把死胎打下来。由于李将军的自负任性，不听医生的话，使妻子多受了不少苦。

有的旁人见解肤浅，认为头痛就应该治头，脚痛就应该治脚，至于是什么病因、什么是证候，又有谁真正懂得呢？宋代著名医家许叔微在书中记载了这样一件事：有一个病人得了伤寒，请许叔微诊治。许叔微认为病人虽然是伤寒，按照常规，应该用麻黄汤发汗解表，但病人脉象浮数而无力，尺以下迟而弱，根据张仲景的《伤寒论》，这种脉象是营气不足，血气微少，不可发汗。因此，他没有给病人直接开麻黄汤，而是开了建中汤加当归、黄芪以益气补血。第二天，病人的脉象没有改变，家属着急了，不断催促许叔微给开麻黄汤发汗，而且说话很不礼貌。许叔微为了病人着想，忍受着家属的怨言，仍然用建中汤调理营气。到了第五天，病人尺脉正常了，才开麻黄汤。病人发汗后疾病渐渐痊愈。许叔微深明张仲景《伤寒论》要旨，强调治疗伤寒要明表里虚实，然后依次治疗。现实生活中，很多病家不顾病因，一看是伤寒就催着医生开发汗药，医生如果顺应病家直接发汗，根本治不好病。所以，许叔微在书中感慨说："信知此事实难实难！"意思是我知道这种事很难很难。许叔微的感慨与李中梓的感慨不谋而合，要想不违背家属的旁人之情，实在是难啊！

最后，向病人推荐医生的也都是旁人。我们一般认为，推荐医生这种事关系到病人的生死，所以旁人向病人推荐的都是医术高明的医生，至少也是旁人自己或者亲戚经这个医生之手治好了病，是有疗效的医生。但实际上，推荐医生也是一件很微妙的事情，原因多种多样。有因与医生个人志趣相投、交往甚深而推荐的，有因平庸的医生偶然取效而推荐的。平庸的医生医术并不高明，但也会治病，有些医生手里握着个家传秘方，专治某某疾病，病人去他那里治疗，病好了，于是就向其他病人推荐这个医生，但是家传秘方对其他病人却未必有效，因为病因不同，如果不加辨证地用家传秘方治病，只能是偶尔奏效。还有因相信了某些医生的花言巧语而推荐的，因接受了某些医生的礼物而推荐的。更有甚者，好坏不分，胡乱评论，像跖那样的大盗可以吹捧成像舜那样的圣人（这里的跖本是农民起义的领袖，被统治者诬为盗），像凤凰那样的美鸟可以被污蔑为像猫头鹰那样的恶鸟，自己推荐的医生明明是庸医，却说成是神医，自己不推荐的医生，即便是神医也说成是庸医。如此，必然使得高明的医生愤然离去，使危重的病人徒然地等待死亡。

总之，各种各样的旁人都是不懂医理的人，然而却对医生的治疗说三道四、指手画脚，使得病人听了，内心产生动摇。这些旁人的心理常情不可不明察啊！

4.医人之情

所谓医人之情，是指各种各样的医生，有的花言巧语诳骗病人，有的甜言蜜语迷惑病人，有的能说会道哄骗病人，有的危言耸听恐吓病人。这些都是耍弄嘴皮之流的医生。用张仲景的话说，就是他在《伤寒论序》中提到的那些"省病问疾，务在口给"的医生。所谓口给，即言辞敏捷、能言善辩的意思，也就是耍弄嘴皮子的意思。可是，医生需要耍弄嘴皮子吗？又不是说相声的，那么能言善辩干什么呢？能给病人治好病吗？真正的大医不在于能说会道，我们印象中的大医好像没有谁是话痨吧。孙思邈在《大医精诚》中说做医生的法则是"不得多语调笑"，作为医生，面对病人时必须严肃认真，慎于言辞，不要把诊治疾病当成游戏。这才是真正的大医。

有的医生去结交病人的亲友，有的则去笼络病人的仆人，有的去谋求达官显贵的推荐，有的不经邀请便亲自到病人家中。这些都是阿谀逢迎之流的医生。俗话说"医不叩门"，是指医生不能主动到病人家去。这里面既有责任方面的问题，也有医生与患者心理意识方面的问题。患者通常的心理是讳疾忌医，《扁鹊仓公列传》中的桓侯就是这种心理。当然，这里说的主动上门的医生是为了某种利益，强行上门，自然会引起患者的反感。

有的医生腹中空空，没有真才实学，却谎称自己的医术是神仙所授；大字不识一个，却假托自己的医术是某高人秘密所传。这些都是欺世盗名之流的医生。这类医生应该不是真正的医生，充其量不过是个庸医，甚至可能是江湖骗子，混到医生队伍里来了。

有的医生望、闻、问、切全不关心，枳实、厚朴、当归、黄芩随手就抓给病人，还胡说什么别人愚蠢，自己聪明；别人生疏，自己老练。这些都是鲁莽草率之流的医生。中医诊病的基本方法是望、闻、问、切四诊，连四诊都不会还称什么医生呢？对药物都不熟悉，胡乱地抓给病人，那不是害人吗？这类医生根本没有真才实学。

有的医生嫉妒成性，以排挤他人为能事，表面似乎与人志同道合，暗中却造谣中伤，以致是非颠倒，真假混淆。这些都是蓄意恶语伤人、妒忌贤能之流的医生。这类医生不见得医术不高明，但医德太差了，属于孙思邈所说的"訾毁诸医"的人，说同行的坏话是医生的恶劣习气。

有的医生贪图财利，愚昧无知，轻视甚至无视人的生命。比如当病情处在危重不明的时候，医术高明的医生难以决断，从而采取非常谨慎的治疗方法，希望病人能够早日康复。这类医生却贪求功劳，胡乱轻率地就开方抓药，有时候歪打正着，病人好了，他就夸说是自己的功劳，可是那只能是万分之一的情况，实际上，胡乱开药只会把人治坏，这时候他怎么办呢？他又嫁祸于人，把责任推到其他医生身上，把自己的责任推得干干净净。这些是贪婪侥幸之流的医生。

有的医生坚持一己主张，而病家对医生的不同诊断又不能迅速决断，这样就必然出现曲调高雅的歌曲能跟着唱和的人少、道与术高深的人被诽谤较多的现象。就像齐国人被楚国人请去教儿子学习齐语的故事一样，周围众多楚国人的干扰容易搅乱他的学习，而良医的高论也容易被众多庸医的错误言论所搅扰。这些是见识浅薄的医生。

有的医生与病家平素就熟知，这样总该好好治病了吧，可是他却敷衍了事，贪图功劳；那就更不要说与病家素不相识了，被病家请去看病，病家既然不了解医生，不知道哪位医生治得好，结果就总是换医生，一会儿请姓赵的医生，一会儿请姓钱的医生。没有医生愿意承受病家的怨言，所以不敢用药效峻猛的药，只用一些黄芩、桔梗等平常的药物。由于病家请的医生太多，医生之间便互相观望；有的医生相互之间存在利害关系，为此则避免嫌疑。这样埋怨是免除了，但却丧失了治病良机，这又是谁的责任呢？这就是了解医生不准确、任用医生不专一的缘故！因此，患者就诊时需要充分了解医生的医德和医技，一旦选定医生就应充分信任他，配合他积极治疗。

5.提倡人文关怀，做到不失人情

《不失人情论》的实质谈的是医患关系问题。从古到今，只要有医生和患者就存在医患关系，而医患关系的处理，从来都不简单。

目前，我国的医患关系现状不容乐观。一提到医患关系，很多从医人员就会心有余悸，伤医甚至杀医事件屡屡见诸报端，医院成了危险场所，行医成了高危职业。医务人员在承受着高强度工作压力的同时，还要应对某些患者或者患者家属的无理取闹和暴力事件。另外，部分患者对医院和医生也有很多不满，他们认为自己得到的医疗服务与付出的医疗费用不呈正比，觉得医院和医生一心只想赚钱，而不好好给自己治病。医患之间的关系呈现出剑拔弩张的态势。

出现这种情况的原因是医患之间的信任危机。在过去很长一段时间，某些医院和医务人员的行为给公众留下了不好的印象——收红包、拿回扣、看病难、看病贵等，严重影响了患者对医院和医生的信任，由此引起很多患者对医生的治疗措施和能力产生顾虑。有调查发现，在各种各样的医疗纠纷案件中，80%是因为医生的态度、语言和医德医风等问题引起的，由医疗技术原因引起的医疗事故只占20%。是什么原因使医患关系如此紧张呢？究其原因，是人文精神的缺失。中华民族历来都是重视人文的，孔子说：仁者爱人。这一观念影响了整个封建社会，包括医学。医乃仁术，大医精诚，都是把仁爱之心放在首位。那么现在为什么人文精神就缺失了呢？

科技的进步促进了医学的进步，医疗活动大量引入科学技术，有助于医学向高精尖方向发展，但同时，科学技术却加剧了人文精神的缺失。科学技术把病人当成了疾病的载体和研究的对象，而非活生生的有血有肉、有感情的人。病人所面对的不是温情的关怀，而是冷冰冰的机器。这让病人感到不被尊重，失去了尊严。有的肿瘤患者说："自从得了肿瘤，我的人格尊严就丧失殆尽，没有了性别，没有了长幼，没有了自尊，在医护人员的眼里，我就是一个能够喘气的瘤子。"同时，医疗活动商业化也使病人成为消费的主体，成为医院赚钱的工具。医院失去了医疗救护该有的温度。这些状况，都亟待改善。

我们国家提倡构建和谐社会，这其中就包括和谐医患关系的建立。而提倡人文关怀，做到不失人情，无疑是一剂良药。那么，我们应该怎样重建人文呢？

"人文"是一个内涵极其丰富而又很难确切指陈的概念，"人文"与人的价值、人的尊严、人的生存和生活等密切相关。要培育医学的人文关怀，医生素质的改善无疑是关键的一环。

病人是一个特殊的群体，他们除了要承受疾病带来的痛苦外，还要承受巨大的心理压力，比健康人更渴望得到别人的尊重和关爱。如果医务人员整天板着一张冷冰冰的面孔，内心缺乏对患者起码的尊重和关爱，又如何能够尽心尽力地为患者提供优质高效的医疗服务呢？所以，在医疗活动中，医务人员应该多从精神与心理方面给予患者呵护和关爱，让患者宽心，这样也有助于疾病的治疗。一个优秀的具有较高人文修养的医生，会以亲切和蔼的面容去面对每一位患者，他的每一个微笑、每一句问候都会使患者心情舒畅，这就是最好的人文关怀。只有从内心深处真正尊重和关爱患者，让患者感受到亲人般的温暖，才能使他们对生活充满希望，从而保持乐观向上的积极心态，建立与病魔做斗争的勇气，积极配合医务人员的工作，早日恢复健康。当然，人文关怀是相互的，作为社会公众，也要体会医务人员的工作性质，给予体谅和尊重。医疗卫生行业，以至政府部门的管理者更要想到医疗服务的重要，想到为患者提供健康服务的医护人员也需要体谅和关爱，只有这样，医生才能带给广大患者最为珍贵的人文关怀！

十九、与薛寿鱼书

谈何容易！天生一不朽之人，而其子若孙必欲推而纳之于必朽之处，此吾所为悄悄而悲也。夫所不朽者，非必周孔而后不朽也。羿之射，秋之弈，俞跗之医，皆可以不朽也。使必待周孔而后可以不朽，则宇宙间安得有此纷纷之周孔哉？子之大父一瓢先生，医之不朽者也，高年不禄，仆方思辑其梗概，以永其人，而不意寄来墓志无一字及医，反托于与陈文恭公讲学云云。呜呼！自是而一瓢先生不传矣！朽矣！

夫学在躬行，不在讲也。圣学莫如仁，先生能以术仁其民，使无天札，是即孔子老安少怀之学也。素位而行学，孰大于是，而何必舍之以他求？阳明勋业烂然，胡世宁笑其多一讲学；文恭公亦复为之，于余心犹以为非。然而，文恭，相公也；子之大父，布衣也。相公借布衣以自重，则名高；而布衣挟相公以自尊，则甚陋。今执途之人而问之曰：一瓢先生非名医乎？虽子之仇，无异词也。又问之曰：一瓢先生其理学乎？虽子之戚，有异词也。子不以人所共信者传先人，而以人所共疑者传先人，得毋以"艺成而下"之说为斤斤乎？不知艺即道之有形者也。精求之，何艺非道？貌袭之，道艺两失。燕哙、子之何尝不托尧舜以鸣高，而卒为梓匠轮舆所笑。医之为艺，尤非易言，神农始之，黄帝昌之，周公使冢宰领之，其道通于神圣。今天下医绝矣，惟讲学一流转未绝者，何也？医之效立见，故名医百无一人；学之讲无稽，故村儒举目皆是。子不尊先人于百无一人之上，而反贱之于举目皆是之中，过矣！即或衰年无俚，有此附会，则亦当牵连书之，而不可尽没其所由来。仆昔疾病，性命危笃，尔时虽十周、程、张、朱何益？而先生独能以一刀圭活之，仆所以心折而信以为不朽之人也。忖此外必有异案良方，可以拯人，可以寿世者，辑而传焉，当高出语录陈言万万。而乃讳而不宣，甘舍神奇以就臭腐，在理学中未必增一伪席，而方伎中转失一真人矣。岂不悖哉！岂不惜哉！

【助读与拓展】

1.风流潇洒袁简斋

《与薛寿鱼书》是作者袁枚写给薛寿鱼的一封书信，书信提及了一位名叫薛雪的人物。那么作者袁枚是何许人呢？

袁枚（1716—1797），清代文学家、诗人、诗评家。字子才，号简斋，晚年自号苍山居士、随园老人，钱塘（今浙江杭州）人。袁枚自幼聪慧，清乾隆四年（1739）才二十多岁就中了进士，被选为翰林院庶吉士。庶吉士亦称庶常，名称源自《书经·立政》篇中"太史、尹伯，庶常吉士"一句，意思是太史等这些官职皆祥善。庶吉士是中国明清两朝时翰林院内的短期职位，科举考试中考上进士且非常有潜质的人才有资格被选中。被选中说明朝廷非常看重其个人素质，将其作为后备干部来培养。进士一旦被选为庶吉士，就会由朝廷专门派遣翰林官员进行教习，3年学习期满再进行考试，然后按照考试成绩授予相应的官职。袁枚经过3年的学习被分配到江南做知县，先后在溧水、江宁、江浦、沭阳等地担任知县一职。在任期间，他为官清廉，刚正不阿。孙星衍《故江宁县知县前翰林院庶吉士袁君枚传》中曾记载，袁枚的父亲在袁枚刚成为溧水知县的时候，担心他年龄小，不懂得如何管理地方事务，便特意乔装打扮到乡野询问袁枚的情况，结果百姓对袁枚的评价是"政若神明"。做江宁知县的时候，有人仗势欺人，别的官员不敢问，袁枚就敢将其擒住，并重重地惩罚，以此可见袁枚为官之正、做事之清。

担任了7年知县后，袁枚在仕途上没有太大发展，加之性格比较率性洒脱，厌烦那些为官杂事，所以在乾隆十四年（1749）便以身体不适为由在家休养。不久朝廷重新启用他，但袁枚因为家人去世，很快便辞官归隐了。辞官后，袁枚隐居在江宁的随园。江宁也就是现在的南京，随园是袁枚三十多岁在南京购置的隋氏废园，本是康熙织造隋公之园，废弃已久，袁枚购买后改"隋"为"随"，起名"随园"，并对其进行了"一造三改"，因地制宜，将它建成了一个清幽迷人、著名一时的私家园林，吸引了各方文人来此聚集。

说起这个随园，还真有一些传说，跟我们非常熟悉的一部作品有关。袁枚在自己的《随园诗话》中提到，康熙年间曹练亭做过江宁织造，其子就是大名鼎鼎的曹雪芹。曹雪芹在《红楼梦》中曾详细记载了大观园的盛景，因此袁枚认为自己的随园就是大观园。这种说法直到近现代还被文学家胡适所认同，但也有很多学者提出了反对意见。所以随园究竟是不是《红楼梦》中的大观园，现在仍然是个谜。

在江宁小仓山的随园中，袁枚每日吟咏诗文，交游广泛，直到嘉庆二年（1798）去世。在文学创作上他倡导"性灵说"，主张文学作品要表现诗人的真情实感，留下的传世作品有《随园诗话》《小仓山房文集》《子不语》等，这些作品体现了他纯真洒脱的性格。

从《与薛寿鱼书》中我们也能够看出袁枚的这种性格。他为人真诚，不说假话，开篇便用感叹语，直接表达了对薛寿鱼做法的不满。他慨叹道："天生一位不朽的人物，可是他的子孙却一定要把他推入必然朽灭的地方！这就是我忧愤悲伤的原因啊！并不是只有周公、孔子这样伟大的圣人才可以不朽，后羿的射技、弈秋的棋艺、俞跗的医术都可以不朽。假使一定要等到出了周公、孔子这样的人物之后才可以不朽的话，那么古往今来哪里能够有如此众多的周公、孔子呢！"在袁枚的眼中，周公、孔子当然是前无古人、后无来者的圣贤，可是这样的圣人在历史上少之又少，历史上的其他人，只要在自己擅长的领域做到了极致，也一样可以成为不朽之人。

袁枚列举了几个他认为可以名留青史的人，比如后羿、弈秋，其中还特意提到了俞跗这样一位上古名医。要知道医生在古代社会地位不高，袁枚能够有这种众生平等，职业、身份没有高低贵贱之分的思想是非常难得的。这与他随园隐居时不顾世俗眼光和朋友的诘难，招收大量女弟子、教授诗词歌赋的做法倒是颇为一致，由此也可见袁枚不受礼教束缚，重视个人本性抒发，解放思想、追求自由的思想和性格。

既然袁枚是这样一位风流人物，那么究竟是什么人受到他如此的认可与尊崇，被他看作是天生不朽之人呢？

2.医文双绝薛一瓢

这封书信接下来的内容给了我们一个明确的答案。这位被袁枚认可为天生不朽的人就是薛雪，也就是薛寿鱼的祖父。袁枚认为，薛寿鱼的祖父是一位不朽的医生，活到高寿不幸去世了。他正打算收集记述一下薛雪的人生故事，写篇文章歌颂赞美一番，薛寿鱼却寄来了墓志铭，万万没想到墓志铭中竟然没有一个字提到"医"字，反而大谈特谈薛雪与陈文恭讨论理学的事儿。于是，袁枚很生气，再次感叹："唉！从此一瓢先生就要不被传扬了！要淹没在历史长河中，再也不会有人提及了！"

袁枚口中的一瓢先生，名薛雪，字生白，一瓢是他的名号，又号扫叶山人、磨剑道人等，清代江苏苏州人，是当时非常有名的医生，与叶桂、吴瑭、王士雄并称为"温病四大家"。薛雪是薛虞卿的曾孙，而薛虞卿是文征明女儿的后代。身为江南四大才子文征明的后代，薛雪家学深厚，文学方面的成就很高。年幼时便拜当时的文坛名宿叶燮为师，博览群书，诗画兼长，在诗论方面留有《一瓢诗话》，继承了老师叶燮《原诗》的文学理念，认为文学作品贵在创新，要直抒胸臆。另有《抱珠轩诗存》《一瓢斋诗存》等著作，可见其在文学及理论方面的才能。不过薛雪虽然文学成就很高，但却两次科举不中。加之母亲身体多病，于是转而研究医学，得到当时名医王晋三、周扬俊的指点，之后医术突飞猛进，精通内、外、妇、儿各科。洞庭山曾有一位伤寒病人来治病，薛雪诊察后，用枣、生姜、葱根为药，病人三副药后便病愈，后来这个药方还被称为"三妙方"。

薛雪擅长治疗湿热，著有《湿热条辨》一书。这是我国第一部湿热病学专著，又名《湿热病篇》，传说是因其母亲患湿热病，所以苦心钻研，愤而成书。他认为，湿热不仅与伤寒不同，与温病也不相同。书中列举了湿热病经常出现的几种主要症状，是后世辨别湿热病非常重要的依据和提纲。薛雪对湿热病的研究突出了湿邪与热邪融合的特点，解决了湿热病在证型上的辨析，对于临床应用特别有效。他的湿热理论有力地驳斥了明末清初医学界以温热来辨证治病的讹误。当时的众多医家因受薛己和张介宾的影响，治病多用温补，导致误治者甚多。薛雪拨乱反正，澄清了医学界诸多乱象。他的理论融贯历代医家学说，以自己丰富的临床经验为基础，为温病学说的建立与发展做出了重要贡献。不仅如此，他还对张介宾注解《内经》而成的《类经》颇有微词，认为《内经》并非圣贤所作，完全可以对其进行各自的理解和注释。他在《类经》的基础上，结合自己的观点，将《内经》分为摄生、阴阳、藏象、脉色、经络、标本、气味、论治、疾病九类，著成《医经原旨》六卷。

在袁枚心中，薛雪就是那些在自己擅长的领域做到了极致的人，完全可以凭借一身医术名留青史，而没必要大书特书什么理学。这是因为袁枚与薛雪是莫逆之交，二人的缘分始于袁枚的一次重病。

有一回袁枚身染重病，听说薛雪的医名后，就赶到苏州求治。到了薛雪家门口，他递上名片，本来还担心薛雪是否会见，没想到薛雪看到名片以后，赶快出门相迎，二人相谈甚欢，并发现彼此在思想理念上有很多相似之处，大有相见恨晚之意。袁枚的病在薛雪的精心调治下，最终痊愈了。时隔几年，袁枚再次患病，薛雪听说后，不顾耄耋高龄，亲自前往江宁，将其治愈。二人曾有过命的交情，可以说薛雪是袁枚的救命恩人。不仅如此，袁枚还亲眼见证了薛雪妙手回春的医技。

袁枚的厨师叫王小余，患重病奄奄一息，正好赶上薛雪到访。当时薛雪来得比较晚，他拿着烛火诊察了一番后笑着说："我最爱与病魔做斗争，或许能够把他救下来。"说着便拿出一丸药，捣了石菖蒲汁调和，让人用铁筷子撬开王小余的牙灌下去，并且对人说："鸡鸣时分应该会有结果了。"果然如薛雪所说，王小余活了过来，并在薛雪的调治下痊愈了。

还有一次，袁枚身边伺候的人叫张庆，突然得了狂疾，把日光当作雪，吃点东西肚子就疼得不行，别的医生都治不了。薛雪到了以后，看了看张庆的面色说："这是冷痧，刮一下就可以了，不用诊脉。"按照薛雪的方法，刮完痧，张庆身上出现了巴掌大的黑斑，随后病就痊愈了。

之所以袁枚能够如此笃定薛雪的医学成就才是其立身之本，就在于他与薛雪交情深厚，对薛雪的各方面都很了解，同时他也没有因为薛雪是医生，就低看或小看他。袁枚以超脱于当时阶级社会的平等意识，用极富情感的语言告诉薛雪的孙子薛寿鱼，薛雪究竟是个什么样的人，我们应该用什么样的态度来评价他的一生。当然了，也因为袁枚与薛雪的交情，他算是薛寿鱼的长辈，再加上曾教导过薛寿鱼，又是薛寿鱼的老师，才以这样直言不讳的方式批评薛寿鱼。

3.艺成而下

虽然袁枚与薛雪是好朋友，又是薛寿鱼的长辈和老师，但袁枚并不是盲目地夸奖薛雪，批评薛寿鱼，而是从"学以致用"的客观角度评价薛雪的成就。

他认为，任何学问都贵在身体力行，不在于口头讲论，强调实践的重要性。一个人是什么样的人，不在于他说什么，而在于他做了什么。圣人的学问核心是仁，薛雪能够凭着他的医术施爱于大众，使百姓没有因病而早死，这就是孔子所说的"老人，要使他们晚年安心；年轻人，要使他们归向仁学"的学问。从自己的现实地位和情况出发去实践仁学，有什么比这更高尚的呢？何必舍弃这个去追求别的东西呢？袁枚特意用了"素位"这个词来暗示薛雪的医生身份才是他名留青史的根基所在。

"素位"一词出自《礼记》，说的是君子要安于自己所处的位置，在其位，谋其政。薛雪之后的薛氏一族均以行医为职业，薛氏子孙沐浴着薛先生医名的恩泽，却还想要让薛先生与理学家为伍，妄图得陇望蜀，表面上是为薛先生正名，拔高薛雪的社会地位，其实是自己得了便宜还卖乖，用医生这个职业赚钱养家，却又打心底里看不起医生，实在不是君子之德行呀！

袁枚还进一步举例说明，把薛雪当作理学家的可笑之处。他说王阳明功勋卓著，胡世宁却讥笑他只不过是一个讲论理学的。王阳明是明代著名文学家、思想家、军事家，他所创立的阳明心学影响巨大。他提出的"致良知""知行合一"等思想和方法论，具有个性解放、思想自由的重大历史意义。如果要论历史地位，王阳明比薛雪重要得多，阳明心学几乎成为大部分文人士子的思想圭臬，甚至成为社会主流思潮。这样的人还会被耻笑为一个只会讲学的人，可想而知，如果把薛一瓢先生放在儒家的评判体系内，对他的评价会是怎样的。不仅如此，更可怕的是陈文恭是位高官，而薛雪是个平民。高官借助平民来抬高自己，名声就会很好，大家会认为他平易近人，礼贤下士；可是平民要是依仗高官而使自己显得地位尊贵，那就太浅薄了。如果拉住路上的人问他说："薛一瓢先生不是名医吗？"即使是仇人，也不会有不同的意见，都认为他是名医；如果再问他说："薛一瓢先生大概是位理学家吧？"即使是亲人，也会有不同的意见。你们这些薛氏后人，不用人们都相信的医学成就给先人立传，却用人们都怀疑的理学空言给先人立传，莫不是被"艺成而下"的说法拘束了吧？

袁枚实在是想不明白，薛寿鱼为什么会做出这样的事儿，想来想去只能给出一个解释——"艺成而下"。

"艺成而下"出自《礼记》，它的上一句是"德成而上"，两句要放在一块儿理解，才能明白袁枚的意思。古代社会认为，任何一门技艺，如果只是为了技巧去学习，或许在技巧上可以达到一个很高的水平，但却很难达到至高的"道"的境界。要想通晓"道"还需要德的匹配，而德是人内在修养的锤炼，是高于技艺的。这种传统认知是基于古代的等级制度。古代的贵族阶层是知识阶层，是被别人伺候着，不用做那些技术活儿的，因此技术类的人就成为与贵族阶层对立的，并且受贵族阶层统治的下等人。这种观念导致的结果是整个古代社会对所有技艺的门类都持贬低态度，这也是医生在古代社会地位低下的重要原因。可是袁枚是个具有平等意识的人，他认为，技艺是仁道在现实社会和生活的载体，如果深入研究一下各门类的技艺，那么哪种技艺不属于仁道？只是表面上合乎仁道，最终仁道和技艺两者都会得不偿失。

袁枚甚至还引用了一则典故来说明表面上行仁道的错误之处。故事发生在战国时期，燕哙是战国时期燕国的国君，名叫姬哙。子之是他任命的相国。燕哙要振兴燕国，以雪之前齐国夺取燕国十座城池的耻辱。可他不是自己励精图治，发奋图强，而是采取了退位让贤的做法，效法尧舜把王位让给了宰相子之。看起来这种做法是效法先贤圣王行仁义之道，可实际上造成的结果是燕国大乱，太子反叛，在长达数月之久的内斗后燕国民心离乱，齐国趁火打劫，燕国几近灭国。表面行仁道，而实际上却被别有用心之人利用，最终受苦的还是普通百姓。

医术作为一门技艺，尤其不能轻易说它是一门普通的技艺。神农氏开创，黄帝使它发扬光大，周公让冢宰监管，它体现出的仁道通达神圣的境地。如今天下的名医绝迹了，只有讲论理学这一类的人仍然没有绝迹的原因是什么？医疗的效果会立即表现出来，是不是好医生，只要看看具体的治疗效果就知道了，所以一百个医生中也出不了一个名医；理学谈经说道没有依据，普通人容易被华丽的语言所蒙蔽，难以分辨高下，所以浅薄而大放厥词的儒生到处都是。薛氏子孙不把先人尊奉到百无一人的医家当中，却反而把他贬低到才疏学浅之人当中，真是大错特错！

4.医之不朽者

袁枚在书信中先是直斥薛寿鱼所犯的错误，直接表达自己的态度。接着从正反两个角度，阐明了自己对于如何评价薛雪的态度，尤其是从反面举了王阳明和燕哙子之的例子来说明以理学成就评价薛雪非常不合理。

最后一部分从回忆出发，从侧面印证了袁枚这番批评的正确性。袁枚感叹道："我从前曾经患了病，病得很重，生命处于危险之中，那时即使有十位周敦颐、程颢、程颐、张载、朱熹这样的理学家又有什么用？一瓢先生能用药物使我活命，使我从心里折服，并认为他是不朽之人的原因！料想除此以外，一定有可以用来救助世人、可以使世人长寿的奇特医案和良方，要是记述下来并使之流传下去，一定能高出程颐、程颢、朱熹等人的陈腐言论很多。可是你竟然忌讳祖父的医生身份而不愿宣扬，甘心舍弃你祖父神奇的医学成就而把他依附于臭腐的理学之中。你这样做，在理学界未必能够给你祖父增加一个席位，但医学界却会失去一位真正的名医。这难道不荒谬吗？难道不令人感到痛惜吗？"

袁枚在《与薛寿鱼书》中表达出了职业不分高低贵贱的观念，从儒学的角度为医学正本清源，提高了医学的地位，这是我们需要学习，尤其是医学生需要警醒的地方。职业没有高低贵贱，人也是如此。医学生面对病人，要像孙思邈所说的"若有疾厄来求救者，不得问其贵贱贫富，长幼妍蚩，怨亲善友，华夷愚智，普同一等，皆如至亲之想"。另外，袁枚还告诉我们了一个道理：实践出真知。评价一个人，要从实际出发，这样才全面。工作、生活也是一样的，把所学的知识及时运用到实践中，才能验证其正确与否。

通过强烈的情感表达和振聋发聩的质问，袁枚将自己激愤的情绪在书信中抒发出来，一再强调薛雪的医学成就。不过在书信中袁枚仅仅是从自己的见闻和感受直抒胸臆地表达了对薛雪高超医技的赞美，但真正决定薛雪是一位大医且医德高尚的是"德成而上"部分。

薛雪与叶桂的一段杏林趣闻正是其高尚医德和优秀品格的体现。故事记载在清代陆以湉的《冷庐医话》中，说的是乾隆年间苏州地区大疫，二人同在苏州医局为贫困者施治的情形。

有一天，一位更夫来治病，他全身浮肿且呈现出黄白之色。薛雪先到医局，诊完脉后认为病人水肿病非常严重，已经没办法治疗了。更夫从医局出来，恰好碰到叶桂。叶桂诊断更夫的病是毒蚊香熏染导致的，经过精心调治便可痊愈。更夫后来果然痊愈了。病好后他把这件事告诉了很多人，一时间薛雪颜面扫地。为此，薛雪极为愤慨，便将自己的居所命为"扫叶庄"。此事叶桂听说后也非常生气，便将自己的书斋改名为"踏雪斋"，二人从此水火不容。后来叶桂母亲病重，叶桂细心调治仍不见好转。薛雪得知病情后用白虎汤治好了叶母的病。对此叶桂深受感动，并登门拜谢，从此二人握手言和，成就一番医界佳话。

俗话总说"文人相轻"，可是却没有提到文人也善于"知错能改"。正是这种竞争意识、比较意识，促成了薛雪和叶桂二人在医术上不断精进，同时二人也并没有因为竞争关系，就无论对错，互相攻讦，在专业上还是以实际临床效果论长短。发现问题能互相纠正，积极改正，这才是做学问、做事业、为人处世的正确态度。对事不对人，互利双赢，是我们可以从这些医学名家身上学到的。他们不是神，也会犯错，错了不要紧，只要心明智在，能意识到自己的错误并加以及时改正就好。同时薛雪的故事也告诉我们，时刻都要对医学保持敬畏之心，对医学知识保持谦卑之心，这才是学医之人的应有之义。

第五单元　医案医话方药针灸

二十、医案四则

（一）

叶先生名仪，尝与丹溪俱从白云许先生学。其记病云：

岁癸酉秋八月，予病滞下，痛作，绝不食饮。既而困惫，不能起床，乃以裀席及荐阙其中，而听其自下焉。时朱彦修氏客城中，以友生之好，日过视予，饮予药，但日服而病日增。朋游哗然议之，彦修弗顾也。浃旬病益甚，痰室咽如絮，呻吟亘昼夜。私自虞，与二子诀，二子哭，道路相传谓予死矣。彦修闻之，曰："吁！此必传者之妄也。"翌日天甫明，来视予脉，煮小承气汤饮予。药下咽，觉所苦者自上下，凡一再行，意泠然，越日遂进粥，渐愈。

朋游因问彦修治法。答曰："前诊气口脉虚，形虽实而面黄稍白。此由平素与人接言多，多言者中气虚，又其人务竟已事，恒失之饥而伤于饱，伤于饱，其流为积，积之久为此证。夫滞下之病，谓宜去其旧而新是图，而我顾投以参、术、陈皮、芍药等补剂十余贴，安得不日以剧？然非浃旬之补，岂能当此两贴承气哉？故先补完胃气之伤，而后去其积，则一旦霍然矣。"众乃敛衽而服。

（二）

不肖体素丰，多火善渴，虽盛寒，床头必置茗碗，或一夕尽数瓯，又时苦喘急。质之先生，为言此属郁火证，常令服茱连丸，无恙也。丁巳之夏，避暑檀州，酷甚，朝夕坐冰盘间，或饮冷香薷汤，自负清暑良剂。孟秋痢大作，初三昼夜下百许次，红白相杂，绝无渣滓，腹胀闷，绞痛不可言。或谓宜下以大黄，先生弗顾也，竟用参、术、姜、桂渐愈。犹白积不止，服感应丸而痊。后少尝蟹螯，复泻下委顿，仍服八味汤及补剂中重加姜、桂而愈。夫一身历一岁间耳，黄连苦茗，囊不辍口，而今病以纯热瘥。向非先生，或投大黄凉药下之，不知竟作何状。又病室孕时，喘逆不眠，用逍遥散立安，又患便血不止，服补

161

中黑姜立断，不再剂。种种奇妙，未易殚述。噫！先生隔垣见人，何必饮上池水哉？闻之善赠人者以言，其永矢勿谖者亦以言。不肖侏儒未足为先生重，窃以识明德云尔。

四明弟子徐阳泰顿首书状

（三）

沈明生治孙子南媳，赋质瘦薄，脉息迟微，春末患吐红。以为脾虚不能摄血，投归脾数剂而止。虑后复作，索丸方调理，仍以归脾料合大造丸中数味与之。复四五日后，偶值一知医者谈及，乃骇曰："诸见血为热，恶可用参、芪、河车温补耶？血虽止，不日当复来矣。"延诊，因亟令停服，进以花粉、知母之属。五六剂后，血忽大来，势甚危笃。此友遂敛手不治，以为热毒已深，噬脐无及。子南晨诣，愠形于色，咎以轻用河车，而盛称此友先识，初不言曾服凉药，且欲责效于师，必愈乃已。沈自讼曰："既系热症，何前之温补如鼓应桴，今只增河车一味，岂遂为厉如是？且斤许药中，干河车仅用五钱，其中地黄、龟板滋阴之药反居大半，才服四五日，每服三钱，积而计之，河车不过两许耳。"遂不复致辨。往诊其脉，较前转微，乃笑曰："无伤也，仍当大补耳。"其家咸以为怪，然以为系铃解铃，姑听之。因以归脾料倍用参、芪，一剂而熟睡，再剂而红止。于是始悟血之复来，由于寒凉速之也。

因叹曰：医道实难矣。某固不敢自居识者，然舍症从脉，得之先哲格言；血脱益气，亦非妄逞臆见。今人胸中每持一胜算，见前人用凉，辄曰："此寒症也，宜用热。"见前人用热，则曰："此火症也，应用凉。"因攻之不灵，从而投补；因补者不效，随复用攻。立意翻新，初无定见。安得主人、病人一一精医察理，而不为簧鼓动摇哉？在前人，蒙谤之害甚微；在病者，受误之害甚巨。此张景岳"不失人情"之论所由作也。

（四）

素来扰亏根本，不特病者自嫌，即操医师之术者，亦跋前疐后之时也。值风木适旺之候，病目且黄，已而遗精淋浊，少间则又膝胫肿痛不能行。及来诊时，脉象左弦数，右搏而长，面沉紫，而时时作呕。静思其故，从前纷纷之病，同一邪也，均为三病，次第缠绵耳，由上而下，由下而至极下，因根本久拨之体，复蒸而上为胃病，是肾胃相关之故也。倘不稍为戢除一二，但取回阳返本，窃恐剑关苦拒，而阴平非复汉有也。谨拟一法，略效丹溪，未识如何。

羚羊角　木瓜　酒炒黄柏　伏龙肝　生米仁　橘红　马料豆

【助读与拓展】

1.医案的历史

医案又称诊籍、病案、脉案、方案等，客观记述医生诊病过程中的辨证论治和处方用药等，是医疗活动的真实记录，反映了医生的临床经验及思维活动。后来发展成为中医著作的一种类型。

中医医案的起源可以追溯到周朝。据《周礼》记载，当时已有关于疾病名称和治疗结果的记录，但主要用于考察医生的水平，以便评定医生的等级，从而发放俸禄。另外，先秦诸子著作中也有一些医家诊治疾病的零散记载，这些都可以看作是医案的雏形。现存最早的内容完整的医案，是记载在《史记·扁鹊仓公列传》中的扁鹊诊治赵简子、虢太子、桓侯的三则，以及仓公淳于意的"诊籍"。其中，淳于意的诊籍被认为是后世医案的滥觞。该诊籍共二十五则，每则记有患者的姓名、籍贯、职业、病因、病机、症状，以及诊断、治疗和预后等各个方面的内容。

秦汉至隋唐五代时期，医案夹杂在医方书和文史类书籍中作为附庸，未取得独立地位。医方书中的医案只是用以证明方剂和药物的疗效，因此，并不详细，零篇散段，数量既少，内容也不充分。

宋金元时期，医案获得了长足发展，数量增多，形式各异。许叔微的《伤寒九十论》是我国现存最早的医案专著。该书以《黄帝内经》《伤寒论》等为依据，结合作者临证经验而成。钱乙的《小儿药证直诀》是最早的专科医案，记录医案二十三则，以证类案，分析病因病机，阐发证治方药，充分体现了钱乙的儿科学术特点。另外，很多医学专著中也大都附有医案，比之前的医书附案更加完备和丰富，如"金元四大家"刘完素、张从正、李杲、朱震亨，在自己的医书中都附有多则医案，详细记述病因、辨证、治法、立方等，充分体现了他们各自的医学理论和主张。尤其是朱震亨的医案，数量很多，流传很广。

明代，个人医案专著大量增加，并且出现了医案类书。据不完全统计，现存明代个人医案专著有三十多种。如汪机《石山医案》、孙一奎《孙文垣医案》等。同时，医书附案的数量和种类也大大超越前代，如《景岳全书》《医宗必读》《本草纲目》《针灸大成》《外科正宗》等，所附医案涉及临床各科，内容翔实，形式多样，质量也有了明显提高。更值得一提的是江瓘父子编纂的《名医类案》，是我国历史上第一部医案类书，汇集明代以前各类医案两千四百余例，详细记载患者姓名、年龄、症状及诊治情况，并加按语阐发己意，为明代以前医案的集大成之作。

清代，医案发展进入鼎盛期，大量的医案问世，医案专著达两百余种。同时，医案形式多种多样，有个人医案、专科医案、专题医案、会诊医案、宫廷医案及医案评注等，百花齐放，异彩纷呈。比较著名的医案有喻昌的《寓意草》、徐大椿的《洄溪医案》、王士雄的《王氏医案》、叶桂的《临证指南医案》等，搜罗宏富，征引广博，实用性强。在医案类书方面，出现了魏之琇编纂的《续名医类案》，这是《名医类案》的姊妹篇，对《名医类案》多所补充，也是现存篇幅最大的医案类书。

清代以后，医案的发展进入总结期，传承与创新并存。一方面，学者们继承明清医案写作的优良传统，从中医的理法方药着手，重点阐发病因病机、治法方药；另一方面，吸收西方医案的特点，对传统医案进行变革，采用中西汇通的观点记述医案，如张锡纯《医学衷中参西录》的附案。

医案是医家毕生临证经验的结晶，通过对治病过程的叙述，将理法方药、脉因证治熔于一炉，对医学实践有重要的指导意义。医案来自于临床实践，又反过来给临床实践以指导。医学理论与实践紧密结合，互相促进，才能更好地推动医学的进一步发展。因此，医案是从医人员的必读之书，应该成为医学工作者的案头之作。

2.先补后攻

第一则医案选自清代俞震的《古今医案按》，与著名的"金元四大家"之一的朱丹溪有关系。他用先补后攻的方法治好了叶仪的病，叶仪于是记下了这则医案。什么是先补后攻呢？我们先来看一下这则医案的具体内容。

叶仪是朱丹溪的老同学，他俩曾一起跟随许谦先生学习理学。有一年八月，叶仪得了滞下病。滞下又名痢疾，是一种非常严重的腹泻。叶仪先是肚子疼痛难忍，连吃喝都无法正常进行，接着就困顿疲惫，不能起床。这样怎么上厕所呢？他的家人就把床和床垫中间挖个缺口，叶仪躺在那里，听任大小便自己流下来。正好当时朱丹溪也住在城里，又是叶仪的老同学，所以，朱丹溪就义无反顾地承担起治疗叶仪的责任来。他每天都去探望叶仪，开药让他服下，只是每天服药，病情却日益加重。本以为有名医在，病会很快好起来，谁知竟会这样每况愈下！叶仪身边的亲朋好友开始议论这件事，质疑朱丹溪的医术：还说是名医呢，这是怎么治的啊！面对人们的猜疑，朱丹溪不予理睬，仍然用自己的方法为叶仪治疗。治到第十天的时候，叶仪的病情更加严重了，痰液阻塞在咽喉中，就像棉絮一样。他痛苦极了，日夜呻吟不断。本来他是很相信老同学朱丹溪的医术的，但眼见病没有好转，自己倒觉得快要不行了。于是就跟两个儿子诀别。两个儿子放声痛哭，大家闻听，都说叶仪已经死了。朱丹溪听到这个传闻说："唉！这一定是传话的人胡说。"第二天天刚亮，他就去诊视叶仪的脉象，让叶仪喝小承气汤。小承气汤由大黄、厚朴、枳实组成，功效是泄热通便，消痞除满。叶仪喝下药后，感觉使他痛苦的东西从上往下泻，排了几次大便后，便觉得浑身清爽。第二天，叶仪就能喝粥了，病也渐渐痊愈。

　　大家于是就问朱丹溪的治疗方法。朱丹溪说："之前诊断患者的寸口脉虚，身体虽然看上去很结实，可是他的面色黄而微白。这是因为患者平日与人交谈过多，说话多的人就容易中气虚弱。又因为患者平时做事一定要完成之后才吃饭，所以常常错过吃饭时间而忍受饥饿，或者吃得过饱，这样就会伤胃，饱食变为积滞，积滞久了就变成痢疾。痢疾这种病，一般认为应该先除去原来的积滞，然后才能进食，而我却用人参、白术、陈皮、芍药等十几贴补药，这怎么能不使病情加重呢？然而，如果没有这十天的补益，他又怎么能承受得住最后这两贴效果峻猛的承气汤呢？所以先补好受到损伤的胃气，然后再排除他体内的积滞，这样病就很快痊愈了。"大家听后疑虑顿消，便都整理衣襟，对朱丹溪肃然起敬。

　　在治疗的过程中，由于一开始没见到疗效，不仅周围的人质疑，连病人本身都丧失信心了。但朱丹溪顶住压力，最终治好了叶仪的病。从他最后的解释中我们了解到了"先补后攻"的治疗方法。为了施行攻法，必先行补法，将胃气补足，才能攻下。不过，这种方法并不是朱丹溪首创，他是从老师罗知悌那里学到的。朱丹溪跟罗知悌学医时，老师教给他刘完素、张从正、李杲这金元三大家的理论他觉得都非常好。不过，朱丹溪对于张从正"攻邪"的理论有一个疑问：攻邪派认为，如果邪气侵犯了人体，就用汗、吐、下三法，即发汗、呕吐、泻下来祛除体内的病邪。可是，人生病后，身体很虚弱，这样治疗患者受得了吗？这个疑问困扰了朱丹溪很久，直到看了罗知悌的一次治疗才恍然大悟。

　　有一天，罗知悌收了一个病人，是个年轻的和尚，由于思念母亲而生病。

罗知悌留和尚在家中住下，并不急于用药，而是让人把牛肉和猪肚放在一起煮烂给他吃，并经常以好言好语安慰他。吃了半个多月的牛肉猪肚粥，和尚神气足了些，这时罗知悌才让他服用泻热邪、逐瘀血的桃仁承气汤，一天三贴。服药后和尚开始大量排泄，排出的都是血块痰积。之后，罗知悌又让他吃稀粥和煮烂的蔬菜，用这些清淡饮食进行调养。半个月后，和尚的身体彻底痊愈。

朱丹溪认真思考老师的治病方法。老师让患者吃牛肉猪肚粥，是在养他的胃气，胃气足则正气足，正气足才可以攻邪。正气不足的时候，不能贸然攻邪。否则，邪气祛除了，正气也受到了伤害。如此，小病必重，重病必死。这才是"先补后攻"的正确方法啊！

3.辨证精当

第二则医案选自《医贯》，作者是明代著名医家赵献可。但这则医案并非赵献可所写，而是他治疗的一个病人叫徐阳泰撰写的，因为赵献可给徐阳泰及其妻子都治好了病，所以徐阳泰就把这件事情记录了下来。赵献可便将其收录到自己的医案集《医贯》中。具体过程是怎样的呢？我们一起来看看。

徐阳泰是个大胖子，多火多渴，即使是非常寒冷的天气，床头上也一定要放着茶碗，因为要不停地喝水。有时候茶碗不够用，就改用小盆，一晚上能喝光几盆水。另外，他还患有喘急之病，经常呼吸急促，这让他非常痛苦。他去询问赵献可，赵献可诊察之后对他说："你这属于郁火证，我给你开点茱连丸，回去服用吧。"徐阳泰的郁火证是阳热郁结化火的证候，所以用茱连丸泻火降逆止呕。茱连丸是将茱连散做成丸，茱连散主要由黄连和吴茱萸组成，黄连有清热燥湿、泻火解毒的功效，吴茱萸有散寒止痛、降逆止呕的功效。徐阳泰服用茱连丸正好对证，于是病就慢慢好了。

有一年夏天，徐阳泰在檀州避暑，檀州即现在的北京密云，可见密云自古以来就是个避暑胜地。徐阳泰因为身体肥胖，所以一到夏天就很难熬，于是他就从家乡浙江宁波跑到北方去避暑。那年夏天酷热异常，即使在密云，徐阳泰也还是热得受不了。古代没有电扇、空调，怎么办呢？古人的方法有很多种，徐阳泰采取的是冰盘降温法。他找来找几个大盘子，里面放上碎冰，冰上摆着各种瓜果。坐在冰盘中间，冰块发出丝丝凉气，再吃上几口透心凉的瓜果，真是惬意啊！清代孙枝蔚说："别君六月中，冰盘浸碧藕。"（《古别离》）说的就是冰盘这个避暑神器。除了冰盘降温法，徐阳泰还用了一种避暑方法，饮用冷香薷汤。这是一种中药汤剂，主要由香薷、白扁豆、厚朴和甘草组成。香薷发汗解表、化湿和中、利水消肿，白扁豆健脾化湿、利尿消肿、清肝明目，厚朴行气化湿、温中止痛、降逆平喘，甘草清热解毒、祛痰止咳，所以香薷汤确实是消暑良药。冰盘加冷香薷汤，让徐阳泰感觉这个夏天过得很清凉。但一时的清凉换来的却是无尽的烦恼，到了农历七月，徐阳泰得了痢疾，而且非常严重，初三那天昼夜不停地泻痢，泻下的红血、白脓相杂在一起，一点儿渣滓都没有，同时感觉腹部胀闷，绞痛难耐，无法言表。他赶紧把赵献可请来。既然是痢疾，有人认为应该专用大黄来攻下，但赵献可不予理睬，竟然用了人参、白术、生姜、桂枝这些温补的药物，药后徐阳泰渐渐痊愈。但白脓还是没止住，又服用了感应丸病才痊愈。感应丸的功效是温补脾胃、消积导滞。经历了这一翻痛苦，徐阳泰总该注意一下了吧，谁知他还是个吃货。有一次家里做了螃蟹，他没忍住，稍微尝了一下，又大泻不止，结果身体十分疲乏困顿。赵献可又让他服用八味汤，并在补剂中多加了生姜、桂枝才使他痊愈。八味汤由八种药物组成，各医书中记载不同。《杨氏家藏方》是吴茱萸、干姜、木香、橘红、肉桂、丁香、人参、当归，《易简方》是人参、干姜、白术、甘草、橘红、茯苓、附子、缩砂仁，《医彻》是熟地、山萸肉、肉桂、熟附子、牡丹皮、山药、川牛膝、茯苓、泽泻。无论如何组方，八味汤都是治疗脾胃虚寒、气不升降的良药。徐阳泰这一年过得是苦不堪言，身体不停地出问题，于是就不停地服药。以前服用的都是黄连苦茶等寒凉药，而现在赵献可竟然用纯热之药治好了他的病，真是多亏了赵献可呀！如果听其他医生的话，用大黄凉药泻下，不知道最后会出现什么样的后果呢。

另外，徐阳泰的妻子怀孕时生病，喘息气逆不能入睡，赵献可让她服疏肝解郁、健脾和营的逍遥散，药后病就好了。后来她又患了便血不止的病，赵献可让她服用补中炮姜，结果一剂血就止住了，没有用第二剂。徐阳泰感慨道：种种奇妙，无法详尽叙述。先生能隔墙见人，何必饮用上池之水呢？这里用到一个典故：扁鹊喝了上池之水也就是未沾到地面的水之后，可以看到墙那边的人。徐阳泰以此典故来说明赵献可医术高超。

那么，怎样才能表达对赵献可的感激之情呢？徐阳泰说："闻之善赠人者以言，其永矢勿谖者亦以言。"这里用了两句古文，第一句出自《荀子·非相》，第二句出自《诗经·卫风·考盘》。"永矢弗谖"的"矢"通"誓"，"谖"读音为 xuān，义为忘记，忘忧草又名谖草，正取此义。这两句话的意思是：我听说善于赠送人礼物的人用的是语言，那种发誓永远不能忘记的事情也是用语言。徐阳泰用这两句古文来说明自己永不会忘记赵献可的救治之恩，以此文章来记录下赵献可的高尚德行。

赵献可治疗徐阳泰时，看似不走寻常路，但实际上是辨证精当，对症下药，所以才能治好他人治不好的病。

4.舍症从脉

三则医案选自清代魏之琇的《续名医类案》，记载的是明末清初的医家沈明生舍症从脉，治好病人吐血之症的故事。所谓舍症从脉，是指有时候病人的脉象与症状不一致，甚至会出现相反的情况。中医在诊断过程中，经过仔细诊察，认为是脉象反映了疾病的本质，则以脉象作为诊断治疗的依据。当然，如果经过仔细诊察，认为是症状反映了疾病的本质，则以症状作为诊断治疗的依据，那就是舍脉从症了。那么，沈明生是如何舍症从脉的呢？

医案中的病人是孙子南的媳妇，症状是春季末期患了吐血之病，所以请沈明生治疗。沈明生见病人天生体质瘦弱，诊脉时又发现脉象迟微，因此认为是脾脏虚弱不能生养血脉，于是就开了几剂归脾汤来调理脾脏。不愧是名医，还真有效，病人服了几剂药之后，吐血止住了。沈明生考虑这病以后还会复发，于是就取用丸剂调理，仍然用归脾汤的药料，配合有补肾填精、健脾益气养血功效的河车大造丸给她服用。

四五天之后，孙子南偶然遇到一个自称懂医的人，就跟他谈了这件事。那人听后，惊讶地说："各种见血的症状都是热性病，怎么可以用人参、黄芪、河车等药温补呢？眼下血虽然止住了，不几天又会来的。"孙子南听他说得头头是道，也蒙了，便赶紧请他去给媳妇看病。那人让停止服用沈明生开的温补药，而用花粉、知母这些凉性药让病人服下。病人服用了五六剂后，忽然大口地吐血，情形十分危急。这位自以为懂医的朋友吓得不敢治疗了。他不认为是自己用药不当，反而说是之前所服热药的毒性深入，已经没有办法了，来不及治疗了。

孙子南一大早就跑到沈明生那里，满脸怒气，责怪沈明生说："你为什么要用河车这种温热药？幸亏我朋友有先见之明，判断出是热证。可是现在已经晚了，都怪你。现在我媳妇大吐血，是你的错误造成的，你必须救她！"他一方面责怪沈明生，一方面又夸赞他的那位朋友，但却没有提起那位朋友让服用凉药的事。沈明生听了，觉得疑惑。他辩解道："既然是热证，为什么之前用归脾汤温补那样灵验，现在只不过增加了河车这一味药，怎么可能出现如此的祸害呢？而且一斤左右的药物中，干河车仅用了五钱，地黄、龟甲这些滋阴的药反而占了大半，总共才服用了四五天，每次服三钱，累积起来计算一下，河车不过一两左右。"孙子南一听，又哑口无言了。沈明生也不再跟他辩解，赶紧前去诊察病人脉象，结果发现较前有些微弱，于是笑着说："无妨，仍然应当大补啊。"孙子南一家人听了都觉得奇怪，然而解铃还须系铃人，姑且就听任他去用补药吧。沈明生于是就用归脾汤的药料，加倍用人参、黄芪，结果一剂药下去，病人就熟睡了，第二剂药喝下，血就止住了。孙子南这才领悟到媳妇再次吐血，是服用了寒凉药的缘故。

　　沈明生舍症从脉，坚持依靠脉象，对病情做出正确判断。而孙子南的朋友凭着对医学的一知半解，自以为是，卖弄学问，差点误人性命。所以，魏之琇在记载完这件事情后感叹道："医学的道理确实很深啊！我固然不敢自称是了解医道的人，然而舍症从脉是来自先哲的格言；血脱了要补气，也不是胡乱卖弄自己的主观看法。现在的医生往往有能够制胜的计谋，见到前面的医生用凉药就说：'这是寒证，应该用热药。'见到前面的医生用热药又说：'这是热证，应该用凉药。'如果用攻下的方法不灵验，就开一大堆补药；如果补药不见效，接着又用攻下药。总想翻出个新花样，却没有一定的见解。而病人及家属又不懂医，所以很容易被那些贪图侥幸的医生的花言巧语所蒙骗。然而问题是，之前的医生蒙受这种诽谤的害处很小，而病人受到误治的害处就很大了。这也正是张景岳发表'不失人情'之论的原因啊。"

　　脉症不符的情况很多，所以从医者务必努力提高自己的医术，临证时仔细分辨，或舍脉从症，或舍症从脉，做到精准治疗。

5.攻标之法

　　第四则医案选自清代著名医家薛雪的《薛生白医案》。该医案阐发了不取补本之法，而以攻标之法治疗遗精之病的道理。医案中没有标明具体患者，只是记录了薛雪个人的论述。

　　对于元精亏损之病，不只病人自己烦心，即便是从医之人也有左右为难的时候。有一个病人，适逢风木正旺的仲春二月发病，先是患眼病，脸色发黄；

接着遗精淋浊，不久膝盖、小腿肿胀疼痛，甚至不能走路。可见，病人病得非常严重，且数症并发。

病人来找薛雪，薛雪诊脉后发现，病人左手脉象弦数，右手脉象搏而长。看病人面色深紫，而且时不时地呕吐。薛雪静心思考其中的原因，认为是湿热所致。湿热下注，扰动久亏的肾阳，最后发作为三种疾病，根据发病部位可分为上、下和极下。在上是"病目且黄"，在下是"遗精淋浊"，在极下是"膝胫肿痛不能行"。三种症状缠绵在身，久病不愈。湿热之邪从上到下，从下到极下，流动而行。由于病人元精久亏，又蒸腾向上发为胃病，是因为肾胃相关。为什么说"肾胃相关"呢?《素问·水热穴论》云："肾者，胃之关也。"肾在调节水液代谢过程中，是作为胃的关闸。水饮入胃后，水液的输送和排泄需要多个脏腑的共同协调才能完成，其中肾的蒸腾汽化功能是最主要的。如果肾的气化功能正常，水液的储存和排泄就会正常进行；如果肾气衰弱，气化功能失常，那么水液就无法正常运行。这个时候，若胃照常受纳水液，势必会因水液过盛而导致胃脘胀满、肌肤水肿、小便不利。肾出现问题，才会有胃"时时作呕"的症状。面对多种症状，如果不稍微消除一两种，只是采取回阳固本的治法，恐怕会"剑关苦拒，而阴平非复汉有也"。这里用了一个典故，说的是三国魏景元四年（263），魏军攻蜀，蜀国大将姜维固守剑阁，却不料魏将邓艾自阴平道，经江油、绵竹，直趋蜀都成都。而蜀国毫无防备，国主刘禅出城投降，蜀国灭亡。这个典故比喻单一的思维方式不可取，一味地回阳固本，并不合适。根据急则治其标、缓则治其本的原则，薛雪选择了先治其标的方法，谨慎地拟定一法，略微仿效朱丹溪滋阴之术，以清热燥湿之法治之。

方药组成有羚羊角、木瓜、酒炒黄柏、伏龙肝、生米仁、橘红、马料豆。方中羚羊角清肝明目，凉血解毒；木瓜平肝舒筋，和胃化湿；黄柏清热解毒，除湿热；酒炒黄柏是利用酒的上升功能，使药力上达上焦，治疗上焦湿热；伏龙肝是灶心土的别称，是指烧柴草土灶灶底部中心的焦黄土块，可温中止血，止呕止泻；生米仁是薏苡仁的别称，有健脾渗湿、除痹止泻功能；橘红理气宽中，燥湿化痰；马料豆是野生黑豆，《本草纲目》和《本草汇言》称稆豆，《本经逢原》称细黑豆、料豆等，可以补脾，利水，解毒，补肾益肝，乌发明目。